Autismus bei erwachsenen Frauen verstehen

Enthüllung der einzigartigen Herausforderungen und stärkende Strategien für ein erfülltes Leben

BROOKE ANDRUS

Urheberrechte © ©2024

Inhaltsverzeichnis

Urheberrechte © ©2024...2

Inhaltsverzeichnis...4

Einführung...10

   Zweck des Buches..10

   Überblick über Autismus bei erwachsenen Frauen 11

Kapitel 1..18

Autismus-Spektrum-Störung (ASD) verstehen........18

   Definition der Autismus-Spektrum-Störung............ 18

   Kernmerkmale von ASD:..................................... 18

   Häufige Missverständnisse und Mythen.................20

   Diagnosekriterien und -prozesse..........................23

Kapitel 2..28

Geschlechtsunterschiede bei Autismus................. 28

   Autismus bei Frauen vs. Männern: Hauptunterschiede..28

   Biologische und neurologische Faktoren...............32

   Der Einfluss von Sozialisation und Geschlechternormen.. 34

Kapitel 3..40

Frühe Anzeichen und späte Diagnosen.................. 40

   Frühe Anzeichen in der Kindheit erkennen............40

   Herausforderungen einer späten Diagnose bei Frauen.. 43

   Persönliche Geschichten und Fallstudien.............47

   Lehren aus persönlichen Geschichten:................. 51

Kapitel 4..54

Einzigartige Herausforderungen für erwachsene

Frauen mit Autismus..**54**

Soziale und Kommunikationsschwierigkeiten.........54

Sinnesempfindungen.....................................57

    Arten sensorischer Empfindlichkeiten:.............57

    Auswirkungen auf das tägliche Leben.............58

Psychische Gesundheitsprobleme: Angst,
Depression und mehr.....................................60

    Angst:...60

    Depression:..61

    Essstörungen:.....................................61

    Burnout und Erschöpfung:......................62

Navigieren in Beziehungen und Familiendynamik..63

    Romantische Beziehungen:.....................63

    Erziehung:...64

    Familienbeziehungen:............................65

    Freundschaften:...................................66

Kapitel 5...**68**

**Bewältigungsstrategien und Unterstützungssysteme
68**

Resilienz aufbauen und Selbstakzeptanz.............68

    Resilienz entwickeln...............................68

    Selbstakzeptanz fördern:........................69

Effektive Kommunikationstechniken...................70

    Kommunikationsstile verstehen:...............71

    Für Kommunikationsbedürfnisse eintreten:......72

    Training sozialer Kompetenzen:................72

Sensorische Managementstrategien...................73

    Auslöser identifizieren:...........................74

    Umweltmodifikationen:............................74

Selbstregulierungstechniken:............................75

Zugriff auf und Nutzung von Support-Netzwerken..76

Aufbau persönlicher Unterstützungsnetzwerke:...
76

Professioneller Support und Services:.............77

Interessenvertretung und Peer-Mentoring:.......78

Online-Ressourcen und Communities.............79

Gemeinschafts Organisationen und
Interessengruppen:............................80

Kapitel 6..82

Karriere und Ausbildung............................82

Herausforderungen am Arbeitsplatz.................82

Soziale Dynamik:..............................82

Kommunikation Herausforderungen:...............83

Sinnesempfindungen:...........................84

Den richtigen Karriereweg finden................84

Bildungsmöglichkeiten und Ressourcen...........87

Vereinbarkeit von Arbeit, Bildung und Privatleben..89

Kapitel 7..96

Gesundheit und Wohlbefinden........................96

Bedenken hinsichtlich der körperlichen Gesundheit...
96

Umgang mit Stress und Burnout..................99

Bedeutung von Routine und Selbstfürsorge.........101

Ganzheitliche Ansätze zum Wohlbefinden..........103

Zugänglichkeit und Inklusivität..................108

Selbstvertretung und Empowerment..............110

Kapitel 8...116

Interessenvertretung und gesellschaftliches

Engagement... **116**

Werden Sie ein Anwalt für Autismus-Bewusstsein..... 116

Engagement in der Autismus-Gemeinschaft........ 119

Beeinflussung von Politik und sozialem Wandel...122

Inspirierende Geschichten der Interessenvertretung.. 125

Kapitel 9...**128**

Persönliche Geschichten und Erfahrungsberichte..... 128

Echte Erfahrungen von erwachsenen Frauen mit Autismus... 128

Herausforderungen meistern und Erfolge erzielen..... 132

Gelernte Lektionen und weise Worte.................135

Abschluss..**140**

Zusammenfassung der wichtigsten Punkte.......... 140

Ermutigung und abschließende Gedanken.......... 144

Der Weg in die Zukunft: Fortsetzung der Reise....146

Abschließende Gedanken.................................. 149

Anhänge...**150**

Glossar der Begriffe.. 150

Diagnosetools und Checklisten............................ 153

Einführung

Zweck des Buches

Der Zweck dieses Buches besteht darin, eine detaillierte und einfühlsame Untersuchung des Autismus bei erwachsenen Frauen zu bieten, einem Thema, das sowohl in der akademischen Forschung als auch in gesellschaftlichen Diskussionen oft übersehen wird. Die Autismus-Spektrum-Störung (ASD) manifestiert sich ausschließlich bei Frauen und führt häufig zu einer Unter- oder Fehldiagnose. Indem dieses Buch die Aufmerksamkeit auf die spezifischen Erfahrungen und Herausforderungen autistischer Frauen lenkt, soll es die Wissenslücke schließen und ein tieferes Verständnis ihrer Bedürfnisse und Stärken fördern.

Dieses Buch richtet sich an mehrere Zielgruppen:

1. **Frauen mit Autismus:** Bietet Einblicke, Bewältigungsstrategien und ein Gemeinschaftsgefühl für diejenigen, die sich isoliert oder missverstanden fühlen.
2. **Familien und Freunde**: Anleitung, wie sie ihre Lieben effektiv und mitfühlend unterstützen können.

3. **Profis**: Pädagogen, Gesundheitsdienstleistern und Arbeitgebern das Wissen vermitteln, um autistischen Frauen besser zu helfen.
4. **Allgemeine Leser:** Sensibilisierung für Autismus bei Frauen und Förderung von Inklusivität und Akzeptanz.

Durch die Kombination wissenschaftlicher Forschung, persönlicher Erzählungen und praktischer Ratschläge möchte dieses Buch eine umfassende Ressource für alle sein, die sich für das Verständnis von Autismus bei erwachsenen Frauen interessieren.

Überblick über Autismus bei erwachsenen Frauen

Die Autismus-Spektrum-Störung ist eine neurologische Entwicklungsstörung, die durch Unterschiede in der sozialen Kommunikation, im Verhalten und in der Sinnesverarbeitung gekennzeichnet ist. In der Vergangenheit basierten Forschungs- und Diagnosekriterien überwiegend auf Studien an Männern, was zu einem verzerrten Verständnis von Autismus führte, bei dem die weibliche Erfahrung oft außer Acht gelassen wurde.

Hauptmerkmale von Autismus bei Frauen:

1. **Soziale Kommunikation**: Viele autistische Frauen entwickeln ausgefeilte Bewältigungsmechanismen, um soziale Interaktionen zu meistern, und verbergen oft ihre Schwierigkeiten. Dies kann das Nachahmen sozialer Verhaltensweisen, das Einstudieren von Gesprächen oder das vollständige Vermeiden sozialer Situationen umfassen.

2. **Sensorische Empfindlichkeiten**: Frauen mit Autismus können eine erhöhte Empfindlichkeit gegenüber Sinneseindrücken wie Licht, Geräuschen und Berührungen verspüren. Dies kann zu Reizüberflutung und Angstzuständen führen und die tägliche Leistungsfähigkeit beeinträchtigen.

3. **Psychische Gesundheit:** Gleichzeitig auftretende Erkrankungen wie Angstzustände, Depressionen und Essstörungen sind bei autistischen Frauen weit verbreitet und werden oft durch den Druck der Maskierung und gesellschaftliche Erwartungen verschärft.

4. **Späte Diagnose:** Viele Frauen erhalten erst später im Leben die Diagnose Autismus,

nachdem sie jahrelang mit ungeklärten Herausforderungen zu kämpfen hatten. Diese späte Diagnose kann Erleichterung und Bestätigung bringen, aber auch Fragen über vergangene Erfahrungen und Zukunftsaussichten aufwerfen.

Geschlechtsunterschiede:
Untersuchungen zeigen, dass sich Autismus bei Frauen anders manifestiert als bei Männern. Frauen haben eher subtilere soziale Schwierigkeiten und ausgeprägtere internalisierende Verhaltensweisen, die mit Stimmungs- oder Persönlichkeitsstörungen verwechselt werden können. Darüber hinaus drängen gesellschaftliche Erwartungen an weibliches Verhalten Frauen oft dazu, ihre autistischen Merkmale zu verbergen, was die Diagnose und Unterstützung weiter erschwert.

Bedeutung von Bewusstsein und Verständnis

Die Sensibilisierung und Förderung des Verständnisses für Autismus bei erwachsenen Frauen ist aus mehreren Gründen von entscheidender Bedeutung:

1. **Verbesserte Diagnose und Support:** Ein erhöhtes Bewusstsein kann zu früheren und genaueren Diagnosen führen und es Frauen ermöglichen, früher auf angemessene Unterstützung und Ressourcen zuzugreifen. Das Verständnis der einzigartigen Erscheinungsform von Autismus bei Frauen kann medizinischem Fachpersonal dabei helfen, Autismus effektiver zu erkennen und zu diagnostizieren.

2. **Psychische Gesundheit und Wohlbefinden:** Aufklärung kann das mit Autismus verbundene Stigma verringern und Frauen ermutigen, Hilfe bei gleichzeitig auftretenden psychischen Erkrankungen zu suchen. Verständnis und Akzeptanz von Familie, Freunden und der Gesellschaft können das psychische Wohlbefinden autistischer Frauen erheblich verbessern.

3. **Empowerment und Selbstvertretung:** Wissen befähigt Frauen, für sich selbst einzutreten, sei es im Gesundheitswesen, am Arbeitsplatz oder im sozialen Umfeld. Das Verständnis ihrer Neurodiversität kann Frauen dabei helfen, fundierte Entscheidungen über ihr Leben zu treffen

und Unterkünfte zu finden, die ihre Lebensqualität verbessern.

4. **Inklusion und Akzeptanz:** Ein größeres Bewusstsein fördert eine integrative Gesellschaft, in der Neurodiversität respektiert und geschätzt wird. Dies kann zu besseren Chancen für autistische Frauen in Bildung, Beschäftigung und sozialer Teilhabe führen.

5. **Support-Netzwerke und Community:** Durch den Aufbau einer verständnisvollen Gemeinschaft können stabile Unterstützungsnetzwerke entstehen, in denen Frauen mit Autismus und ihre Familien Erfahrungen, Ratschläge und Ermutigung austauschen können. Dieses Zugehörigkeitsgefühl ist für die emotionale und soziale Unterstützung von entscheidender Bedeutung.

Durch die Auseinandersetzung mit den spezifischen Erfahrungen autistischer Frauen möchte dieses Buch ihre Herausforderungen und Stärken beleuchten und so eine mitfühlende und informierte Gesellschaft fördern. Durch erhöhtes

Bewusstsein und Verständnis können wir eine Welt schaffen, in der autistische Frauen für ihre einzigartigen Beiträge anerkannt, unterstützt und gefeiert werden.

Kapitel 1

Autismus-Spektrum-Störung (ASD) verstehen

Definition der Autismus-Spektrum-Störung

Die Autismus-Spektrum-Störung (ASD) ist eine komplexe, lebenslange Entwicklungsstörung, die sich darauf auswirkt, wie eine Person kommuniziert, mit anderen interagiert und die Welt erlebt. Sie wird als „Spektrums Störung" bezeichnet, da sie ein breites Spektrum an Symptomen und Graden von Beeinträchtigungen oder Behinderungen umfasst. Menschen mit Autismus-Spektrum-Störung können große Herausforderungen haben, aber sie können auch Stärken haben, wie zum Beispiel eine außergewöhnliche Liebe zum Detail oder tiefe Kenntnisse in bestimmten Bereichen.

Kernmerkmale von ASD:

1. Soziale Kommunikation und Interaktion:

- Schwierigkeiten, typische soziale Interaktionen zu verstehen und aufrechtzuerhalten.
- Herausforderungen bei der Interpretation nonverbaler Kommunikation wie Mimik, Körpersprache und Tonfall.
- Schwierigkeiten beim Aufbau und der Pflege von Freundschaften und bei der Teilnahme an typischen sozialen Aktivitäten.

2. Eingeschränktes und sich wiederholendes Verhalten:

- Wiederholte Bewegungen oder Verhaltensweisen, z. B. mit der Hand flattern, schaukeln oder Gegenstände aufreihen.
- Stark fokussierte Interessen, manchmal unter Ausschluss anderer Aktivitäten oder Themen.
- Starres Festhalten an Routinen und Widerstand gegen Veränderungen in vertrauten Mustern oder Umgebungen.

3. **Probleme mit der sensorischen Verarbeitung:**

- Erhöhte oder verringerte Empfindlichkeit gegenüber sensorischen Eingaben wie Lichtern, Geräuschen, Texturen oder Gerüchen.
- Ungewöhnliche Reaktionen auf Sinneserfahrungen, die sich auf das tägliche Funktionieren und Wohlbefinden auswirken können.

Die genaue Ursache von ASD ist nicht bekannt, es wird jedoch allgemein angenommen, dass es sich um eine Kombination aus genetischen und umweltbedingten Faktoren handelt. Untersuchungen zeigen, dass es keine einzelne Ursache gibt und dass das Zusammenspiel zwischen genetischer Veranlagung und Umwelteinflüssen zur Entstehung von Autismus beiträgt.

Häufige Missverständnisse und Mythen

Missverständnisse und Mythen über Autismus sind weit verbreitet und führen zu Missverständnissen und Stigmatisierung. Die Beseitigung dieser Missverständnisse ist entscheidend für die

Förderung einer informierten und mitfühlenden Gesellschaft.

Mythos 1: Autismus ist eine Krankheit, die geheilt werden muss:

- **Wirklichkeit**: Autismus ist keine Krankheit, sondern eine neurologische Entwicklungsstörung. Viele autistische Menschen und ihre Befürworter betonen, wie wichtig Akzeptanz und Unterstützung sind, statt nach einer Heilung zu suchen.

Mythos 2: Alle autistischen Menschen haben geistige Behinderungen:

- **Wirklichkeit**: Autismus betrifft Menschen mit einem breiten Spektrum an intellektuellen Fähigkeiten. Einige autistische Menschen haben eine geistige Behinderung, während andere eine durchschnittliche oder überdurchschnittliche Intelligenz haben. Viele autistische Menschen haben einzigartige Stärken und Talente.

Mythos 3: Autismus betrifft nur Kinder:

- **Wirklichkeit**: Autismus ist eine lebenslange Erkrankung. Während eine frühzeitige Diagnose und Intervention von Vorteil sind, stehen Erwachsene mit Autismus weiterhin vor Herausforderungen und benötigen ein Leben lang Unterstützung.

Mythos 4: Menschen mit Autismus fehlt Empathie:

- **Wirklichkeit**: Autistische Menschen können Empathie empfinden und tun dies auch. Sie drücken es möglicherweise anders aus oder finden es schwierig, die Gefühle anderer zu interpretieren, aber das bedeutet nicht, dass es ihnen an Empathie mangelt.

Mythos 5: Autismus wird durch schlechte Erziehung verursacht:

- **Wirklichkeit**: Autismus ist eine neurologische Entwicklungsstörung mit komplexen Ursachen. Erziehungsstil verursacht keinen Autismus. Den Eltern die Schuld am Autismus ihres Kindes zu geben, ist sowohl falsch als auch schädlich.

Mythos 6: Impfungen verursachen Autismus:

- **Wirklichkeit**: Umfangreiche Untersuchungen haben keinen Zusammenhang zwischen Impfungen und Autismus gezeigt. Die Behauptung, dass Impfungen Autismus verursachen, wurde gründlich widerlegt und stellt ein Risiko für die öffentliche Gesundheit dar, da sie von Impfungen abhält.

Diagnosekriterien und -prozesse

Die Diagnose einer Autismus-Spektrum-Störung erfordert eine umfassende Beurteilung durch ein Expertenteam, zu dem häufig Psychologen, Neurologen und Entwicklungspädiater gehören. Der Diagnoseprozess umfasst typischerweise die folgenden Schritte:

1. Entwicklungsscreening:

Ein frühzeitiges Screening im Rahmen von Routineuntersuchungen kann dabei helfen, Kinder zu identifizieren, bei denen das Risiko einer Entwicklungsverzögerung, einschließlich Autismus, besteht. Dabei handelt es sich häufig um Fragebögen und Checklisten, die von Eltern und Betreuern ausgefüllt werden.

2. Umfassende diagnostische Bewertung:
Wenn erste Screenings auf eine mögliche ASD hinweisen, wird eine detaillierte Bewertung durchgeführt. Das beinhaltet:

- **Klinische Interviews:** Sammeln detaillierter Informationen über die Entwicklungsgeschichte und das Verhalten des Einzelnen.
- **Verhaltensbeobachtungen:** Direktes Beobachten der soziale Interaktionen, Kommunikation und Verhaltensweisen des Einzelnen.
- **Standardisiertes Testen:** Verwendung von Diagnosetools wie dem Autism Diagnostic Observation Schedule (ADOS) und dem Autism Diagnostic Interview-Revised (ADI-R).

3. Multidisziplinärer Ansatz:

Ein Team von Fachleuten aus verschiedenen Bereichen arbeitet zusammen, um eine gründliche Beurteilung sicherzustellen. Dazu können Logopäden, Ergotherapeuten und andere Spezialisten gehören, die einen ganzheitlichen Überblick über die Fähigkeiten und Herausforderungen des Einzelnen bieten können.

4. Differentialdiagnose:

Das Diagnoseteam berücksichtigt andere Erkrankungen, die mit ähnlichen Symptomen einhergehen können, wie etwa

Angststörungen, Aufmerksamkeitsdefizit-/Hyperaktivitätsstöru ng (ADHS) oder geistige Behinderungen. Dies trägt dazu bei, eine genaue Diagnose und eine angemessene Intervention sicherzustellen.

5. Feedback und Empfehlungen:

Nach der Bewertung gibt das Team dem Einzelnen und seiner Familie Feedback. Dazu gehören ggf. eine Diagnose sowie auf die individuellen Bedürfnisse zugeschnittene Empfehlungen für Interventionen, Therapien und Unterstützungsleistungen.

6. Laufende Bewertung:

ASD ist eine lebenslange Erkrankung und Einzelpersonen benötigen möglicherweise regelmäßige Neubeurteilungen, um ihre Unterstützungs- und Interventionspläne an ihr Wachstum und ihre Entwicklung anzupassen.

Das Verständnis der diagnostischen Kriterien und Prozesse ist entscheidend, um Autismus frühzeitig zu erkennen und rechtzeitig Unterstützung zu leisten. Es trägt auch dazu bei, Mythen und

Missverständnisse auszuräumen, indem die Diskussion auf wissenschaftlichen Erkenntnissen und mitfühlender Fürsorge basiert.

Kapitel 2

Geschlechtsunterschiede bei Autismus

Autismus bei Frauen vs. Männern: Hauptunterschiede

Die Autismus-Spektrum-Störung (ASD) äußert sich bei Frauen und Männern unterschiedlich und führt zu erheblichen Unterschieden bei Diagnose, Erfahrungen und Unterstützungsbedarf. In der Vergangenheit war das Verständnis und die Identifizierung von Autismus auf männliche Erscheinungsformen ausgerichtet, was bei Frauen zu Unter- und Fehldiagnosen führte. Das Erkennen und Verstehen dieser Geschlechterunterschiede ist entscheidend für die Bereitstellung wirksamer Unterstützung und die Förderung eines integrativen Ansatzes für Autismus.

1. Prävalenz und Diagnosedaten:

Autismus wird bei Männern häufiger diagnostiziert als bei Frauen, mit einem geschätzten Verhältnis von etwa 4:1.

Jüngste Forschungsergebnisse deuten jedoch darauf hin, dass diese Ungleichheit teilweise auf geschlechtsspezifische Diagnosekriterien und -praktiken zurückzuführen sein könnte, bei denen die Darstellung von Autismus bei Frauen außer Acht gelassen wird.

Bei Frauen ist es wahrscheinlicher, dass sie später im Leben eine Diagnose erhalten, oft nachdem sie jahrelang mit unerkannten Symptomen zu kämpfen hatten. Eine späte Diagnose kann den Zugang zu Unterstützung und Interventionen verzögern und zu zusätzlichen Herausforderungen führen.

2. Soziale Kommunikation und Interaktion:

Autistische Frauen zeigen im Vergleich zu autistischen Männern häufig ein anderes Sozialverhalten. Sie haben möglicherweise eine größere Fähigkeit, ihre sozialen Schwierigkeiten zu verschleiern oder zu tarnen, indem sie neurotypische Verhaltensweisen nachahmen, ein Phänomen, das als „soziale Tarnung" bekannt ist. Dies kann das Üben sozialer Interaktionen, das Nachahmen von

Gleichaltrigen oder das Unterdrücken autistischer Merkmale umfassen, um sich anzupassen.

Trotz dieser Anpassungsstrategien leiden viele autistische Frauen immer noch unter erheblicher sozialer Angst und Erschöpfung durch die Aufrechterhaltung einer Fassade. Dies kann zu verinnerlichtem Stress und psychischen Problemen wie Angstzuständen und Depressionen führen.

3. Besondere Interessen und Hobbys:

Während autistische Männer häufig stereotyp mit Interessen in Bereichen wie Technologie, Naturwissenschaften oder bestimmten Hobbys in Verbindung gebracht werden, sind die besonderen Interessen autistischer Frauen möglicherweise sozial akzeptabler oder stimmen mit Geschlechtsnormen überein, beispielsweise Literatur, Tiere oder Mode.

Die Art dieser Interessen kann es manchmal schwieriger machen, sie als autistische Merkmale zu erkennen, was zusätzlich zur Unterdiagnose bei Frauen beiträgt.

4. Sinnesempfindungen:

Sowohl bei Männern als auch bei Frauen mit Autismus können sensorische Empfindlichkeiten auftreten, die Art und der Schweregrad der Empfindlichkeiten können jedoch unterschiedlich sein. Autistische Frauen sind möglicherweise anfälliger für bestimmte sensorische Probleme, wie z. B. eine erhöhte Empfindlichkeit gegenüber Berührungen oder Geräuschen, die ihr tägliches Leben und ihr Wohlbefinden erheblich beeinträchtigen können.

Herausforderungen bei der sensorischen Verarbeitung können sich auf soziale Interaktionen auswirken, da Frauen möglicherweise überfüllte oder laute Umgebungen meiden, was zu sozialer Isolation führt.

5. Gleichzeitig auftretende Bedingungen:

Autistische Frauen leiden häufiger unter gleichzeitig auftretenden psychischen Erkrankungen wie Angstzuständen, Depressionen, Essstörungen und Zwangsstörungen (OCD). Diese Erkrankungen können die Identifizierung von Autismus verschleiern oder erschweren und zu Fehldiagnosen oder übersehenem Autismus führen.

Das Vorliegen mehrerer Erkrankungen erfordert häufig einen umfassenden und multidisziplinären Behandlungs- und Unterstützung Ansatz.

Biologische und neurologische Faktoren

Um das gesamte Spektrum der geschlechtsspezifischen Unterschiede bei Autismus zu erfassen, ist es wichtig, die biologischen und neurologischen Grundlagen des Autismus bei Frauen zu verstehen.

1. Genetische Faktoren:

Genetische Studien haben gezeigt, dass Autismus eine starke erbliche Komponente hat, die Ausprägung genetischer Variationen kann jedoch zwischen den Geschlechtern unterschiedlich sein. Einige Untersuchungen deuten darauf hin, dass Frauen möglicherweise eine höhere genetische Belastung oder eine andere Kombination genetischer Faktoren benötigen, um Autismus zu manifestieren, was teilweise die geringere Prävalenz bei Frauen erklären könnte.

Derzeit wird an bestimmten Genen und ihren Wechselwirkungen geforscht, die bei Männern und Frauen unterschiedlich zur Entwicklung von Autismus beitragen könnten.

2. Struktur und Funktion des Gehirns:

Neuroimaging-Studien haben Unterschiede in der Gehirnstruktur und -funktion zwischen autistischen Männern und Frauen aufgedeckt. Studien haben beispielsweise Unterschiede in der Größe und Konnektivität bestimmter Gehirnregionen festgestellt, beispielsweise der Amygdala (die an der Emotionsverarbeitung beteiligt ist) und des Corpus callosum (das die beiden Gehirnhälften verbindet).

Diese neurologischen Unterschiede könnten zu den unterschiedlichen Erscheinungsformen von Autismus bei Frauen beitragen, einschließlich Unterschieden in der sozialen Wahrnehmung und sensorischen Verarbeitung.

3. Hormonelle Einflüsse:

Hormonelle Unterschiede zwischen Männern und Frauen können bei der Entstehung und Ausprägung von Autismus eine Rolle spielen. Beispielsweise wurde die vorgeburtliche Exposition gegenüber Sexualhormonen wie Testosteron mit der Entwicklung autistischer Merkmale in Verbindung gebracht. Die Rolle von Hormonen bei der Entwicklung und Funktion des Gehirns ist weiterhin ein Bereich aktiver Forschung.

Die Auswirkungen hormoneller Veränderungen im Laufe des Lebens einer Frau, wie z. B. Pubertät, Menstruation, Schwangerschaft und Wechseljahre, können sich auch auf das Auftreten und die Behandlung von Autismus Symptomen auswirken.

Der Einfluss von Sozialisation und Geschlechternormen

Sozialisation und Geschlechtsnormen prägen maßgeblich die Erfahrungen autistischer Frauen und beeinflussen ihr Verhalten, ihre Bewältigungsmechanismen und die Unterstützung, die sie erhalten.

1. Soziale Erwartungen und Geschlechterrollen:

Gesellschaftliche Verhaltenserwartungen, die auf Geschlechterrollen basieren, können autistische Frauen unter Druck setzen, sich an neurotypische Normen anzupassen. Von Frauen wird oft erwartet, dass sie sozial kompetenter, einfühlsamer und kommunikativer sind, was dazu führen kann, dass autistische Frauen ausgefeilte Tarnstrategien entwickeln.

Diese Erwartungen können zusätzlichen Stress und Ängste hervorrufen, da autistische Frauen ihr Verhalten ständig überwachen und anpassen können, um sich anzupassen, oft auf Kosten ihrer psychischen Gesundheit.

2. Maskierung und Tarnung:

Beim Maskieren geht es darum, autistische Verhaltensweisen bewusst oder unbewusst zu unterdrücken und neurotypische soziale Signale nachzuahmen. Während das Maskieren Frauen dabei helfen kann, sich in sozialen Interaktionen zurechtzufinden und Stigmatisierung zu vermeiden, kann es auch zu erheblichen emotionalen und psychischen Belastungen führen.

Langfristiges Maskieren kann zu einem Verlust der Selbstidentität, Burnout und einem erhöhten Risiko für psychische Probleme führen. Viele autistische Frauen berichten, dass sie sich von der Anstrengung, eine Fassade aufrechtzuerhalten, erschöpft fühlen und möglicherweise Schwierigkeiten haben, ihre eigenen Bedürfnisse und Vorlieben zu verstehen.

3. Unterstützung und Anerkennung:

Aufgrund gesellschaftlicher Vorurteile und Geschlechternormen erhalten autistische Frauen möglicherweise nicht das gleiche Maß an Anerkennung und Unterstützung wie ihre männlichen Kollegen. Lehrer, Gesundheitsdienstleister und sogar Familienmitglieder übersehen oder interpretieren ihre Symptome möglicherweise falsch und führen sie auf Persönlichkeitsmerkmale oder andere Erkrankungen zurück.

Die Sensibilisierung für die einzigartige Erscheinungsform von Autismus bei Frauen ist entscheidend für die Verbesserung von

Diagnose, Unterstützung und Akzeptanz. Durch die Bereitstellung von Schulungen und Ressourcen für Fachkräfte, die mit autistischen Frauen arbeiten, kann sichergestellt werden, dass ihre Bedürfnisse angemessen berücksichtigt werden.

4. Interessenvertretung und Gemeinschaft:

Die Autismus-Gemeinschaft und die Interessenvertretung wurden in der Vergangenheit von männlichen Narrativen dominiert, aber es gibt eine wachsende Bewegung, die Stimmen und Erfahrungen autistischer Frauen zu verstärken. Online-Communities, Selbsthilfegruppen und Interessenvertretungen spielen eine wichtige Rolle dabei, autistische Frauen miteinander zu vernetzen, Ressourcen zu teilen und das Verständnis zu fördern.

Die Stärkung autistischer Frauen, sich für sich selbst und ihre Bedürfnisse einzusetzen, kann zu größerer Selbstakzeptanz und verbesserter Lebensqualität führen. Der Aufbau einer unterstützenden Gemeinschaft, in der Frauen ihre Erfahrungen und Strategien austauschen können, ist für die Förderung von Resilienz und Wohlbefinden von entscheidender Bedeutung.

Kapitel 3

Frühe Anzeichen und späte Diagnosen

Frühe Anzeichen in der Kindheit erkennen

Das Erkennen der frühen Anzeichen einer Autismus-Spektrum-Störung (ASD) im Kindesalter ist für eine rechtzeitige Diagnose und Intervention von entscheidender Bedeutung. Eine Früherkennung kann die Ergebnisse erheblich verbessern, indem sie Kindern und ihren Familien einen früheren Zugang zu Unterstützungsdiensten, Therapien und Bildungsangeboten ermöglicht. Allerdings unterscheidet sich das Erscheinungsbild von Autismus bei jungen Mädchen oft von dem bei Jungen, was dazu führen kann, dass frühe Anzeichen übersehen oder falsch interpretiert werden.

1. Soziale Kommunikation:

- **Verzögerte Sprachentwicklung**: Einige autistische Kinder beginnen möglicherweise später als ihre Altersgenossen zu sprechen oder zeigen ungewöhnliche Sprachmuster wie Echolalie (das Wiederholen von Wörtern oder Sätzen).

- **Nonverbale Kommunikation:** Schwierigkeiten beim Verwenden und Verstehen nonverbaler Signale wie Augenkontakt, Mimik und Gestik. Mädchen ahmen diese Verhaltensweisen möglicherweise besser nach als Jungen, wodurch ihre Schwierigkeiten weniger offensichtlich werden.
- **Spielverhalten:** Autistische Kinder bevorzugen oft das Einzelspiel oder haben möglicherweise Schwierigkeiten, sich auf kooperatives Spielen einzulassen. Sie zeigen möglicherweise kein Interesse an typischen Spielaktivitäten, die so tun, als würden sie spielen, oder sie beschäftigen sich möglicherweise mit sich wiederholenden Spielmustern.

2. Verhaltensmuster:

- **Wiederholtes Verhalten:** Sich wiederholende Aktionen ausführen, z. B. mit der Hand flattern, schaukeln oder Gegenstände in einer bestimmten

Reihenfolge anordnen. Diese Verhaltensweisen können bei Mädchen subtiler sein und sich oft in sich wiederholenden Gedanken oder inneren Routinen manifestieren.

- **Starrheit in Routinen:** Eine starke Vorliebe für Gleichheit und Schwierigkeiten, mit Veränderungen in der Routine umzugehen. Dazu kann die strikte Einhaltung von Zeitplänen oder Ritualen gehören.
- **Spezielle Interessen:** Intensiver Fokus auf bestimmte Themen oder Hobbys. Während sich Jungen möglicherweise für Bereiche wie Züge oder Technik interessieren, orientieren sich die Interessen von Mädchen möglicherweise eher an sozialen Normen wie Tieren oder Literatur, die mit typischem Verhalten verwechselt werden können.

3. Sinnesempfindungen:

- **Über- oder Unterempfindlichkeit:** Kinder mit Autismus können eine erhöhte oder verringerte Empfindlichkeit gegenüber sensorischen Eingaben wie Licht, Geräuschen, Texturen oder Gerüchen aufweisen. Sie könnten ihre Ohren bedecken, bestimmte Kleidungsmaterialien meiden oder sich in lauten Umgebungen unwohl fühlen.

- **Ungewöhnliche Antworten:** Ungewöhnliche Reaktionen auf Sinnesreize, wie übermäßige Faszination für Lichter oder sich drehende Objekte oder starke Abneigung gegen bestimmte Geräusche oder Texturen.

Herausforderungen einer späten Diagnose bei Frauen

Viele Frauen mit Autismus erhalten ihre Diagnose erst später im Leben, oft nachdem sie jahrelang mit ungeklärten Herausforderungen gelebt haben. Diese späte Diagnose kann auf verschiedene Faktoren zurückzuführen sein, darunter geschlechtsspezifische Vorurteile bei den Diagnosekriterien, gesellschaftliche Erwartungen und die Fähigkeit vieler Frauen, ihre Symptome zu verschleiern.

1. Geschlechtsspezifische Vorurteile in diagnostischen Kriterien:

Historisch gesehen basierten die Kriterien für die Diagnose von Autismus auf Studien an Männern, was zu einem männer zentrierten Verständnis der Erkrankung führte. Diese Voreingenommenheit kann dazu führen, dass die einzigartige Art und Weise, wie sich Autismus bei Frauen manifestiert, übersehen oder falsch interpretiert wird.

Diagnosetools und Beurteilungen erfassen möglicherweise nicht vollständig die subtileren Erscheinungsformen von Autismus bei Frauen, wie etwa ihre Bewältigungsmechanismen und sozialen Tarnstrategien.

2. Soziale Tarnung:

Frauen mit Autismus entwickeln oft ausgefeilte Strategien, um ihre Schwierigkeiten in sozialen Interaktionen zu verbergen. Dazu kann die Nachahmung neurotypischer Verhaltensweisen, das Einstudieren von Gesprächen und die Unterdrückung autistischer Merkmale gehören.

Während Tarnung Frauen dabei helfen kann, sich in sozialen Situationen zurechtzufinden, kann sie auch zu einer erheblichen mentalen und emotionalen Belastung führen. Der Aufwand, eine

Fassade aufrechtzuerhalten, kann zu Burnout, Angstzuständen und Depressionen führen.

3. Auswirkungen gesellschaftlicher Erwartungen:

Gesellschaftliche Erwartungen an weibliches Verhalten können Frauen unter Druck setzen, sich an neurotypische Normen anzupassen, was es schwieriger macht, Autismus zu erkennen und zu diagnostizieren. Von Frauen wird oft erwartet, dass sie sozial versierter, einfühlsamer und kommunikativer sind.

Diese Erwartungen können dazu führen, dass Frauen ihre Probleme verinnerlichen und keine Hilfe suchen, da sie ihre Schwierigkeiten möglicherweise eher auf persönliches Versagen als auf eine neurologische Entwicklungsstörung zurückführen.

4. Gleichzeitig auftretende Bedingungen:

Viele Frauen mit Autismus leiden gleichzeitig unter psychischen Erkrankungen wie Angstzuständen, Depressionen,

Essstörungen und Zwangsstörungen (OCD). Diese Erkrankungen können den zugrunde liegenden Autismus überschatten und zu Fehldiagnosen oder Teildiagnosen führen.

Das Vorliegen mehrerer Erkrankungen kann den Diagnoseprozess erschweren und erfordert einen umfassenderen, multidisziplinären Ansatz zur Beurteilung und Behandlung.

5. Persönliche und berufliche Auswirkungen:

Eine späte Diagnose kann sich auf verschiedene Aspekte des Lebens einer Frau auswirken, darunter Bildung, Karriere und Beziehungen. Ohne ein Verständnis ihrer Neurodiversität könnten Frauen in diesen Bereichen mit ungeklärten Herausforderungen zu kämpfen haben.

Das Verständnis der eigenen autistischen Identität kann für Klarheit und Bestätigung sorgen und Frauen dabei helfen, fundierte Entscheidungen über ihr Leben zu treffen und angemessene Unterkünfte und Unterstützung zu suchen.

Persönliche Geschichten und Fallstudien

Persönliche Geschichten und Fallstudien bieten wertvolle Einblicke in die Lebenserfahrungen autistischer Frauen und verdeutlichen die vielfältigen Erscheinungsformen von Autismus sowie die Auswirkungen einer späten Diagnose. Diese Erzählungen betonen die Bedeutung des Verstehens und Erkennens von Autismus bei Frauen und das transformative Potenzial, das eine Diagnose mit sich bringt.

Fallstudie 1: Sarahs Weg zur Diagnose:

- **Frühe Kindheit**: Sarah war ein ruhiges und introvertiertes Kind, das lieber alleine spielte. Sie interessierte sich sehr für Tiere und verbrachte Stunden damit, über sie zu lesen. Ihre Sprachentwicklung war typisch, aber sie hatte oft Probleme mit sozialen Interaktionen und dem Verstehen nonverbaler Signale.
- **Schuljahre:** Während ihrer gesamten Schulzeit war Sarah schulisch hervorragend, empfand soziale Situationen jedoch als herausfordernd. Sie entwickelte Strategien, um das Verhalten ihrer Mitschüler nachzuahmen und so ihre Schwierigkeiten

zu verbergen. Trotz ihres akademischen Erfolgs fühlte sie sich oft überfordert und ängstlich.

- **Erwachsensein**: Als Erwachsene stand Sarah vor ständigen Herausforderungen in ihrem Privat- und Berufsleben. Sie kämpfte mit sozialen Beziehungen, erlebte eine Reizüberflutung und fühlte sich häufig erschöpft, weil sie ihre autistischen Merkmale maskieren musste. Erst mit Mitte 30 suchte Sarah nach einer Diagnose, nachdem sie über Autismus bei Frauen gelesen hatte. Der Erhalt der Diagnose verschaffte ihr Erleichterung und Bestätigung und erleichterte ihr den Zugang zu angemessener Unterstützung und Vorkehrungen.

Fallstudie 2: Emilys Fehldiagnose und Wiederentdeckung:
- **Kindheit**: Emily war ein aufgewecktes und einfallsreiches Kind, das sich durch kreative Beschäftigungen auszeichnete. Sie hatte einen engen Freundeskreis, fühlte sich aber oft anders und missverstanden. Ihre intensiven Interessen und sensorischen Sensibilitäten wurden als Macken übersehen.

- **Jugend**: Während ihrer Teenagerjahre litt Emily unter starken Angstzuständen und Depressionen. Sie suchte Hilfe und es wurden Angstzustände und Depressionen diagnostiziert, der zugrunde liegende Autismus wurde jedoch übersehen. Sie kämpfte weiterhin mit sozialen Interaktionen und sensorischen Problemen.

- **Erwachsensein**: Emilys psychische Probleme hielten bis ins Erwachsenenalter an. Nach mehreren Versuchen, eine wirksame Behandlung zu finden, schlug ein Therapeut vor, dass sie möglicherweise zum Autismus-Spektrum gehört. Bei einer umfassenden Untersuchung Ende 20 wurde bei Emily schließlich Autismus diagnostiziert. Diese Diagnose half ihr, ihre Erfahrungen besser zu verstehen und maßgeschneiderte Unterstützung sowohl für ihren Autismus als auch für die gleichzeitig auftretenden Erkrankungen zu suchen.

Fallstudie 3: Mias lebenslange Maskierung:

- **Frühe Jahre:** Mia war eine leistungsstarke Schülerin, die sich in akademischen und außerschulischen Aktivitäten hervorgetan hat. Sie wurde oft als schüchtern und zurückhaltend beschrieben, konnte sich aber durch Beobachtung und Nachahmung ihrer Altersgenossen in die Gesellschaft integrieren.

- **Karriere Herausforderungen:** In ihrem Berufsleben war Mia mit Herausforderungen in Bezug auf die Dynamik am Arbeitsplatz und sensorische Empfindlichkeiten konfrontiert. Sie fühlte sich häufig von sozialen Interaktionen und der sensorischen Umgebung ihres Büros überwältigt. Trotz ihres beruflichen Erfolgs kämpfte sie mit Burnout und Angstzuständen.
- **Diagnose**: In ihren 40ern begann Mia, Autismus bei Frauen zu erforschen, nachdem eine Kollegin ihre eigene Autismus Diagnose mitgeteilt hatte. Da sie viele ihrer eigenen Erfahrungen erkannte, ließ sie sich untersuchen und bei ihr wurde Autismus diagnostiziert. Die Diagnose verschaffte ihr eine neue Perspektive auf ihr Leben und half ihr, ihre früheren Kämpfe zu verstehen und Anpassungen vorzunehmen, um ihr Wohlbefinden zu verbessern.

Lehren aus persönlichen Geschichten:

- **Bestätigung und Erleichterung**: Die Diagnose Autismus im späteren Leben kann für Frauen, die mit ungeklärten Herausforderungen zu kämpfen haben, eine enorme Erleichterung und Bestätigung sein. Das Verständnis ihrer Neurodiversität hilft ihnen, ihre Erfahrungen zu überdenken und ihre Stärken zu erkennen.

- **Bedeutung des Bewusstseins**: Ein erhöhtes Bewusstsein und Verständnis für Autismus bei Frauen sind entscheidend für die Früherkennung und Unterstützung. Pädagogen, Gesundheitsdienstleister und Familien müssen über die besonderen Erscheinungsformen von Autismus bei Frauen informiert werden, um rechtzeitig und angemessen eingreifen zu können.

- **Empowerment und Selbstvertretung**: Die Diagnose gibt Frauen die Möglichkeit, sich für ihre Bedürfnisse einzusetzen und nach Lösungen zu suchen, die ihre Lebensqualität verbessern. Es ermutigt sie auch, sich mit unterstützenden Gemeinschaften und Ressourcen zu vernetzen.

Das Erkennen früher Anzeichen von Autismus im Kindesalter und die Bewältigung der Herausforderungen einer späten Diagnose bei Frauen sind wesentliche Schritte zur Verbesserung des Lebens autistischer Menschen. Indem wir die einzigartigen Erscheinungsformen von Autismus bei Frauen verstehen und auf ihre persönlichen Geschichten hören, können wir eine integrativere und unterstützendere Gesellschaft fördern, die Neurodiversität schätzt.

Kapitel 4

Einzigartige Herausforderungen für erwachsene Frauen mit Autismus

Soziale und Kommunikationsschwierigkeiten

Autistische Frauen stehen oft vor besonderen sozialen und kommunikativen Herausforderungen, die sich auf verschiedene Aspekte ihres Lebens auswirken können, von persönlichen Beziehungen bis hin zum beruflichen Umfeld.

Soziale Interaktionen

- **Tarnung und Maskierung:** Viele autistische Frauen lernen, ihre autistischen Merkmale zu verbergen, um sich an gesellschaftliche Normen anzupassen, eine Praxis, die als Tarnung oder Maskierung bekannt ist. Dazu gehört das Nachahmen sozialer

Verhaltensweisen, das Einstudieren von Gesprächen und das Unterdrücken natürlicher Reaktionen auf soziale Situationen. Dies kann ihnen zwar bei der Bewältigung sozialer Interaktionen helfen, führt jedoch häufig zu einer erheblichen mentalen und emotionalen Belastung, die zu Erschöpfungs- und Burnout-Gefühlen führt.

- **Soziale Angst:** Aufgrund der Schwierigkeiten, soziale Signale zu interpretieren und Gespräche aufrechtzuerhalten, leiden autistische Frauen häufig unter sozialer Angst. Sie machen sich möglicherweise übermäßig große Sorgen darüber, soziale Fehler zu machen oder von anderen beurteilt zu werden, was dazu führen kann, dass sie soziale Situationen meiden und sich isolieren.

- **Emotionen verstehen und ausdrücken:** Für autistische Frauen kann es schwierig sein, ihre eigenen Gefühle zu verstehen und auszudrücken sowie die Gefühle anderer zu lesen. Dies kann zu Missverständnissen in sozialen Interaktionen führen und den Aufbau und die Aufrechterhaltung von Beziehungen erschweren.

Professionelle Einstellungen:

- **Arbeitsplatzdynamik:** Für autistische Frauen kann es eine besondere Herausforderung sein, sich mit der Dynamik am Arbeitsplatz zurechtzufinden. Sie haben möglicherweise Probleme mit der Büropolitik, sozialen Netzwerken und den unausgesprochenen Regeln des beruflichen Umfelds. Dies kann sich auf ihren beruflichen Aufstieg und ihre Arbeitszufriedenheit auswirken.

- **Kommunikationsstile**: Autistische Frauen haben möglicherweise unterschiedliche Kommunikationsstile, die im beruflichen Umfeld missverstanden werden können. Sie könnten als zu direkt oder unverblümt wahrgenommen werden, oder umgekehrt als zu ruhig und zurückhaltend. Dies kann zu Missverständnissen und Konflikten mit Kollegen führen.

- **Networking und Karriereentwicklung**: Der Aufbau beruflicher Netzwerke ist oft entscheidend für den beruflichen Aufstieg, aber die sozialen Herausforderungen, mit denen autistische Frauen konfrontiert sind, können ihre Fähigkeit, sich effektiv zu vernetzen, beeinträchtigen. Dies kann ihre

Chancen auf beruflichen Aufstieg und berufliches Wachstum einschränken.

Sinnesempfindungen

Sinne Empfindlichkeiten sind ein häufiger Aspekt von Autismus und können das tägliche Leben autistischer Frauen erheblich beeinträchtigen. Diese Empfindlichkeiten können stark variieren und können eine Überempfindlichkeit (Überempfindlichkeit) oder eine Unterempfindlichkeit (Unterempfindlichkeit) gegenüber Sinnesreizen umfassen.

Arten sensorischer Empfindlichkeiten:

1. **Hörempfindlichkeit:** Viele autistische Frauen reagieren überempfindlich auf Geräusche und empfinden bestimmte Geräusche als unerträglich oder überwältigend. Dazu können Alltagsgeräusche wie das Summen von Leuchtstofflampen, Verkehrsgeräusche oder Hintergrundgeräusche in einem überfüllten Raum gehören. Diese Hörempfindlichkeit kann dazu führen, dass laute Umgebungen gemieden werden, und trägt zur sozialen Isolation bei.

2. **Visuelle Empfindlichkeit**: Helle Lichter, Muster und visuelle Unordnung können für manche autistische Frauen überwältigend sein. In visuell anregenden Umgebungen fällt es ihnen möglicherweise schwer, sich zu konzentrieren, oder sie fühlen sich unwohl.

3. **Tastempfindlichkeit:** Berührungsempfindlichkeit kann sich in Unbehagen bei bestimmten Stoffen, Abneigung gegen Berührungen oder Unbehagen durch Etiketten an der Kleidung äußern. Dies kann sich auf die Körperpflege, die Wahl der Kleidung und das Wohlbefinden in sozialen Situationen auswirken.

4. **Geruchs- und Geschmacksempfindlichkeit:** Empfindlichkeit gegenüber Gerüchen und Geschmäckern kann zu selektiven Essgewohnheiten und Abneigungen gegenüber bestimmten Umgebungen führen. Starke Gerüche oder bestimmte Lebensmittel können Übelkeit oder Unwohlsein auslösen.

Auswirkungen auf das tägliche Leben

1. **Tägliche Routine:** Sinne Empfindlichkeiten können die täglichen Routinen und

Aktivitäten beeinflussen. Beispielsweise meidet eine autistische Frau möglicherweise öffentliche Verkehrsmittel wegen des überwältigenden Lärms und der Menschenmenge, oder sie muss ihre Garderobe sorgfältig planen, um taktile Beschwerden zu vermeiden.

2. **Arbeits- und soziale Umgebungen**: Sensorische Empfindlichkeiten können es schwierig machen, in typischen Arbeits- und sozialen Umgebungen zu funktionieren. Besonders schwierig kann es sein, sich an ein Großraumbüro zu gewöhnen, an gesellschaftlichen Zusammenkünften teilzunehmen oder an öffentlichen Veranstaltungen teilzunehmen.

3. **Geistige und körperliche Gesundheit**: Chronische Reizüberflutung kann zu Stress, Angst und Müdigkeit führen. Autistische Frauen müssen möglicherweise zusätzliche Schritte unternehmen, um ihre sensorische Umgebung zu verwalten, was anstrengend sein und sich auf ihr allgemeines Wohlbefinden auswirken kann.

Psychische Gesundheitsprobleme: Angst, Depression und mehr

Autistische Frauen haben ein höheres Risiko für psychische Probleme, oft aufgrund der kumulativen Auswirkungen sozialer Herausforderungen, sensorischer Empfindlichkeiten und gesellschaftlicher Zwänge.

Angst:

1. **Soziale Angst:** Der Druck, sich an soziale Normen anzupassen, und die Angst vor sozialer Beurteilung können zu erheblichen sozialen Ängsten führen. Autistische Frauen machen sich möglicherweise große Sorgen um soziale Interaktionen, was zu Vermeidungsverhalten und Isolation führt.

2. **Generalisierte Angst:** Über soziale Situationen hinaus leiden viele autistische Frauen unter allgemeiner Angst, die durch anhaltende und übermäßige Sorgen über verschiedene Aspekte des Lebens, einschließlich Arbeit, Gesundheit und alltägliche Aufgaben, gekennzeichnet ist.

Depression:

1. **Gleichzeitiges Auftreten mit Autismus:** Depressionen kommen bei autistischen Frauen häufig vor und sind oft auf das Gefühl der Isolation, des Missverständnisses und der chronischen Anstrengung, autistische Merkmale zu maskieren, zurückzuführen. Die gesellschaftliche Anpassungserwartung und der Mangel an angemessener Unterstützung können depressive Symptome verschlimmern.

2. **Identifizierung und Behandlung:** Depressionen bei autistischen Frauen können schwer zu erkennen sein, da ihre Symptome möglicherweise auf Autismus selbst zurückzuführen sind oder aufgrund ihrer Maskierung Fähigkeiten übersehen werden. Eine wirksame Behandlung erfordert ein differenziertes Verständnis von Autismus und Depression und erfordert häufig eine Kombination aus Therapie und Medikamenten.

Essstörungen:

1. **Häufigkeit**: Essstörungen wie Anorexia nervosa kommen bei autistischen Frauen häufiger vor als in der

Allgemeinbevölkerung. Diese Störungen können durch ein Kontrollbedürfnis, sensorische Empfindlichkeiten gegenüber der Beschaffenheit und den Geschmack von Nahrungsmitteln oder gleichzeitig auftretende Angstzustände und Depressionen verursacht werden.

2. **Behandlung Herausforderungen:** Herkömmliche Ansätze zur Behandlung von Essstörungen sind bei autistischen Frauen möglicherweise nicht vollständig wirksam, da sie die einzigartigen sensorischen und psychologischen Aspekte von Autismus berücksichtigen müssen. Oft ist ein maßgeschneiderter, interdisziplinärer Ansatz erforderlich.

Burnout und Erschöpfung:

1. **Chronischer Stress:** Die ständige Anstrengung, sich in sozialen Normen zurechtzufinden, sensorische Empfindlichkeiten in den Griff zu bekommen und mit gesellschaftlichen Erwartungen umzugehen, kann zu chronischem Stress und Burnout führen. Dieser Zustand der körperlichen und geistigen Erschöpfung kann die tägliche Leistungsfähigkeit und die

allgemeine Lebensqualität erheblich beeinträchtigen.

2. **Selbstfürsorge und Genesung**: Das Erkennen der Anzeichen von Burnout und die Umsetzung von Selbstfürsorge Strategien ist für autistische Frauen von entscheidender Bedeutung. Dazu kann das Setzen von Grenzen, die Suche nach professioneller Unterstützung und die Schaffung einer sensorischen Umgebung gehören.

Navigieren in Beziehungen und Familiendynamik

Beziehungen und Familiendynamik können für autistische Frauen besonders komplex sein, da sie sich in den Feinheiten sozialer Interaktionen und Kommunikation innerhalb persönlicher Beziehungen zurechtfinden.

Romantische Beziehungen:

1. **Kommunikation Herausforderungen:** Effektive Kommunikation ist ein Grundstein für gesunde romantische Beziehungen. Autistische Frauen haben möglicherweise Schwierigkeiten, ihre Bedürfnisse

auszudrücken und die Gefühle ihres Partners zu verstehen, was zu Missverständnissen und Konflikten führt.

2. **Sinnesempfindungen**: Sinnes Probleme können die körperliche Intimität und das Wohlbefinden in einer Beziehung beeinträchtigen. Partner müssen diese Empfindlichkeiten verstehen und berücksichtigen, um eine unterstützende und respektvolle Beziehung aufzubauen.

3. **Beziehungserwartungen**: Gesellschaftliche Erwartungen in Bezug auf Geschlechterrollen und Beziehungsdynamik können zusätzlichen Druck für autistische Frauen erzeugen. Es kann eine Herausforderung sein, diese Erwartungen mit den eigenen Bedürfnissen und Erfahrungen in Einklang zu bringen.

Erziehung:

1. **Herausforderungen bei der Elternschaft**: Autistische Frauen, die Eltern sind, stehen vor besonderen Herausforderungen, wenn es darum geht, ihre eigenen sensorischen und sozialen Bedürfnisse zu verwalten und gleichzeitig den Anforderungen der Elternschaft gerecht zu werden. Sie kämpfen möglicherweise mit der Reizüberflutung der

Kinderbetreuung, den sozialen Aspekten der Interaktion mit anderen Eltern und der Unvorhersehbarkeit des Verhaltens der Kinder.

2. **Interessenvertretung und Unterstützung:** Autistische Mütter werden oft zu starken Fürsprechern ihrer Kinder, insbesondere wenn ihre Kinder ebenfalls zum Autismus-Spektrum gehören. Das Navigieren in Bildungssystemen, im Gesundheitswesen und in sozialen Diensten erfordert erhebliche Anstrengungen und Belastbarkeit.

3. **Selbstfürsorge und Elternschaft in Einklang bringen:** Für autistische Mütter ist es von entscheidender Bedeutung, ein Gleichgewicht zwischen Selbstfürsorge und Erziehungsverantwortung zu finden. Die Unterstützung durch Partner, Familie und gemeinschaftliche Ressourcen kann für die Aufrechterhaltung ihres Wohlbefindens von entscheidender Bedeutung sein.

Familienbeziehungen:

1. **Verständnis und Akzeptanz:** Familiäre Beziehungen können eine Quelle der Unterstützung oder des Stresses sein, abhängig vom Grad des Verständnisses und

der Akzeptanz von Autismus in der Familie. Die Aufklärung von Familienmitgliedern über Autismus kann die Beziehungen verbessern und ein unterstützenderes Umfeld schaffen.

2. **Generationsübergreifende Dynamik:** Autistische Frauen haben möglicherweise komplexe Beziehungen zu ihren Eltern und ihrer weiteren Familie, insbesondere wenn ihr Autismus während ihrer Erziehung nicht erkannt oder verstanden wurde. Die Heilung und Verbesserung dieser Beziehungen erfordert oft offene Kommunikation und gegenseitiges Verständnis.

Freundschaften:

1. **Freundschaften aufbauen und pflegen**: Der Aufbau und die Pflege von Freundschaften kann aufgrund sozialer Kommunikationsschwierigkeiten und sensorischer Empfindlichkeiten eine Herausforderung sein. Autistische Frauen ziehen möglicherweise ein paar enge, bedeutungsvolle Freundschaften einem größeren sozialen Netzwerk vor.

2. **Support-Netzwerke:** Der Aufbau eines unterstützenden Netzwerks von Freunden, die ihren Autismus verstehen und akzeptieren, kann die Lebensqualität

autistischer Frauen erheblich verbessern. Auch Online-Communities und Selbsthilfegruppen können wertvolle Kontakte und Ressourcen bieten.

Autistische Frauen stehen vor einer Reihe einzigartiger Herausforderungen, die sich auf ihre sozialen Interaktionen, Sinneserfahrungen, ihre psychische Gesundheit und ihre Beziehungen auswirken. Indem wir diese Herausforderungen verstehen und das Bewusstsein fördern, können wir ein unterstützendes und integratives Umfeld schaffen, das die vielfältigen Erfahrungen autistischer Frauen anerkennt. Für ihr Wohlbefinden und ihre Selbstbestimmung ist es von entscheidender Bedeutung, auf ihre spezifischen Bedürfnisse einzugehen und angemessene Ressourcen und Unterstützung bereitzustellen.

Kapitel 5

Bewältigungsstrategien und Unterstützungssysteme

Resilienz aufbauen und Selbstakzeptanz

Der Aufbau von Resilienz und die Förderung der Selbstakzeptanz sind für Frauen wesentliche Bestandteile der Bewältigung der Herausforderungen von Autismus. Durch die Entwicklung von Resilienz können Einzelpersonen schwierige Situationen und Rückschläge besser meistern, während Selbstakzeptanz ein positives Selbstbild und ein Verständnis für die eigenen Stärken und Grenzen fördert.

Resilienz entwickeln

1. **Stärken identifizieren**: Das Erkennen und Ausbauen persönlicher Stärken kann die Widerstandsfähigkeit steigern. Autistische Frauen verfügen oft über einzigartige Talente und Fähigkeiten wie Liebe zum Detail, Kreativität und tiefe Konzentration, die zur

Bewältigung von Herausforderungen genutzt werden können.

2. **Bewältigungsstrategien kultivieren**: Die Entwicklung effektiver Bewältigungsstrategien wie Achtsamkeit, Entspannungstechniken und Fähigkeiten zur Problemlösung kann helfen, mit Stress und Widrigkeiten umzugehen. Autistische Frauen können mit verschiedenen Strategien experimentieren, um herauszufinden, was in verschiedenen Situationen für sie am besten funktioniert.

3. **Ich suche Unterstützung:** Der Aufbau eines Unterstützungsnetzwerks aus Freunden, Familie und Fachleuten, die Autismus verstehen und akzeptieren, kann in schwierigen Zeiten eine wertvolle Quelle der Ermutigung und Unterstützung sein.

Selbstakzeptanz fördern:

1. **Neurodiversität annehmen**: Die Übernahme des Konzepts der Neurodiversität fördert die Selbstakzeptanz, indem anerkannt wird, dass Autismus eine natürliche Variation der menschlichen Vielfalt und kein Defekt oder eine Störung ist. Autismus als einen einzigartigen Aspekt der

eigenen Identität zu betrachten, kann ein Gefühl von Stolz und Zugehörigkeit fördern.

2. **Herausforderndes Stigma:** Die Bekämpfung gesellschaftlicher Stigmatisierung und falscher Vorstellungen über Autismus kann autistischen Frauen dabei helfen, ein positiveres Selbstbild zu entwickeln. Das Eintreten für die Akzeptanz von Autismus und die Förderung des Bewusstseins können zu einer integrativeren und unterstützen deren Gesellschaft beitragen.

3. **Selbstmitgefühl üben**: Selbstmitgefühl zu üben bedeutet, sich selbst mit Freundlichkeit und Verständnis zu begegnen, insbesondere in schwierigen Zeiten. Autistische Frauen können Selbstmitgefühl entwickeln, indem sie ihre Probleme ohne Urteil anerkennen und sich selbst Trost und Unterstützung bieten.

Effektive Kommunikationstechniken

Effektive Kommunikation ist für autistische Frauen der Schlüssel zur Steuerung sozialer Interaktionen und Beziehungen. Das Entwickeln und Üben von Kommunikationstechniken kann das Verständnis verbessern, Missverständnisse reduzieren und Beziehungen verbessern.

Kommunikationsstile verstehen:

1. **Direkte Kommunikation**: Autistische Frauen bevorzugen möglicherweise eine direkte und wörtliche Kommunikation, da sie möglicherweise Schwierigkeiten haben, subtile Hinweise oder implizite Bedeutungen zu interpretieren. Eine klare und eindeutige Kommunikation trägt dazu bei, Verwirrung zu minimieren und das gegenseitige Verständnis sicherzustellen.

2. **Visuelle Unterstützung:** Visuelle Hilfsmittel wie schriftliche Anweisungen, Diagramme oder visuelle Zeitpläne können das Verständnis und die Kommunikation autistischer Frauen unterstützen. Diese Tools liefern konkrete Informationen und reduzieren die Abhängigkeit allein von der verbalen Kommunikation.

3. **Aktives Zuhören**: Aktives Zuhören der Perspektiven anderer und Validieren ihrer Erfahrungen fördert eine effektive Kommunikation. Autistische Frauen können aktives Zuhören üben, indem sie Augenkontakt halten, anerkennend nicken und klärende Fragen stellen.

Für Kommunikationsbedürfnisse eintreten:

1. **Selbstvertretung**: Das Eintreten für die eigenen Kommunikationsbedürfnisse ist für die Gewährleistung einer effektiven Kommunikation unerlässlich. Autistische Frauen können ihre Vorlieben für Kommunikationsstile, Anpassungen und Unterstützung in verschiedenen Umgebungen wie der Arbeit, der Schule oder im Gesundheitswesen zum Ausdruck bringen.

2. **Kommunikationspartner**: Die Aufklärung von Kommunikationspartnern wie Kollegen, Freunden und Familienmitgliedern über Autismus und bevorzugte Kommunikationsstrategien fördert Verständnis und Zusammenarbeit. Eine klare Kommunikation über individuelle Bedürfnisse und Vorlieben fördert positive Interaktionen und Beziehungen.

Training sozialer Kompetenzen:

1. **Gruppen für soziale Kompetenzen**: Die Teilnahme an sozialen Kompetenzgruppen oder Workshops, die auf autistische Frauen zugeschnitten sind, kann die Möglichkeit

bieten, Kommunikationstechniken in einer unterstützenden Umgebung zu üben. Diese Gruppen bieten häufig strukturierte Aktivitäten, Rollenspielübungen und Feedback an, um soziale Interaktionen zu verbessern.

2. **Rollenspiel**: Das Rollenspielen gängiger sozialer Szenarien ermöglicht es autistischen Frauen, Kommunikationsfähigkeiten und Problemlösungsstrategien in einer sicheren und kontrollierten Umgebung zu üben. Rollenspiele können das Selbstvertrauen und die Kompetenz in realen sozialen Situationen stärken.

Sensorische Managementstrategien

Der Umgang mit sensorischen Empfindlichkeiten ist entscheidend für die Förderung von Komfort und Wohlbefinden im täglichen Leben. Die Entwicklung sensorischer Managementstrategien kann autistischen Frauen dabei helfen, ihre sensorischen Erfahrungen zu regulieren und Stress zu minimieren.

Auslöser identifizieren:

- **Selbstbewusstsein**: Die Steigerung des Selbstbewusstseins für sensorische Auslöser und Reaktionen ist der erste Schritt beim Umgang mit sensorischen Empfindlichkeiten. Autistische Frauen können bestimmte Situationen, Umgebungen oder Reize identifizieren, die Unbehagen oder Überlastung hervorrufen.
- **Sinnestagebücher:** Das Führen eines Sinnestagebuchs oder Tagebuchs ermöglicht es autistischen Frauen, ihre Sinneserfahrungen im Laufe der Zeit zu verfolgen und Muster oder Trends zu erkennen. Die Aufzeichnung sensorischer Auslöser, Reaktionen und Bewältigungsstrategien hilft bei der Entwicklung personalisierter Managementpläne.

Umweltmodifikationen:

- **Sinne Freundliche Räume schaffen**: Die Anpassung der Wohn-, Arbeits- und sozialen Umgebung an die Sinne Bedürfnisse kann den Komfort fördern und die Reizüberflutung verringern. Autistische Frauen können Beleuchtung, Geräuschpegel, Sitzanordnung und Dekoration anpassen, um eine beruhigende und unterstützende Umgebung zu schaffen.

- **Verwendung sensorischer Werkzeuge:** Sensorische Hilfsmittel wie Kopfhörer mit Geräuschunterdrückung, Zappelspielzeug, Gewichtsdecken und sensorische Kleidung liefern taktile und propriozeptive Eingaben zur Regulierung sensorischer Erfahrungen. Diese Tools können diskret in verschiedenen Umgebungen eingesetzt werden, um sensorische Empfindlichkeiten zu verwalten.

Selbstregulierungstechniken:

- **Tiefendruckstimulation:** Das Ausüben von tiefem Druck auf den Körper, beispielsweise durch Umarmungen, Gewichtsdecken oder Kompressionskleidung, kann beruhigende Sinneseindrücke vermitteln und Ängste und Stress reduzieren.
- **Achtsamkeit und Entspannung:** Das Praktizieren von Achtsamkeitsmeditation, Atemübungen, progressiver Muskelentspannung oder geführten Bildtechniken kann helfen, Sinneserlebnisse zu regulieren und die Entspannung zu fördern.

Zugriff auf und Nutzung von Support-Netzwerken

Der Zugriff auf und die Nutzung von Unterstützungs Netzwerken ist für autistische Frauen von entscheidender Bedeutung, um Verständnis, Bestätigung und Unterstützung bei der Bewältigung der Herausforderungen des Autismus zu erhalten. Zu den Unterstützungs Netzwerken können Freunde, Familie, Kollegen, Fachleute und Online-Communities gehören.

Aufbau persönlicher Unterstützungsnetzwerke:

- **Freunde und Familie:** Der Aufbau unterstützender Beziehungen zu Freunden und Familienmitgliedern, die Autismus verstehen und akzeptieren, ist für emotionale Unterstützung und praktische Hilfe von entscheidender Bedeutung. Diese Personen können Empathie, Ermutigung und Unterstützung bei täglichen Aufgaben bieten.
- **Peer-Selbsthilfegruppen:** Die Teilnahme an Peer-Selbsthilfegruppen oder Online-Communities speziell für autistische Frauen vermittelt ein Gefühl der

Zugehörigkeit und des Verständnisses. Diese Gruppen bieten die Möglichkeit, Erfahrungen auszutauschen, Ratschläge auszutauschen und Bestätigung von Kollegen zu erhalten, die ähnliche Herausforderungen teilen.

Professioneller Support und Services:

- **Therapie und Beratung:** Die Suche nach einer Therapie oder Beratung durch auf Autismus spezialisierte Fachkräfte kann wertvolle Unterstützung und Orientierung bieten. Therapeuten können autistischen Frauen dabei helfen, Bewältigungsstrategien zu entwickeln, ihre sozialen Fähigkeiten zu verbessern und psychische Probleme anzugehen.
- **Beschäftigungstherapie:** Ergotherapeuten können sensorische Empfindlichkeiten beurteilen und personalisierte Strategien und Anpassungen für den Umgang mit sensorischen Erfahrungen im täglichen Leben bereitstellen. Sie können auch Anleitungen zur Verbesserung der Feinmotorik, Koordination und Unabhängigkeit bei Aktivitäten des täglichen Lebens geben.

- **Unterstützende Beschäftigungsprogramme:** Die Teilnahme an unterstützenden Beschäftigungsprogrammen oder Berufsausbildungen, die auf autistische Menschen zugeschnitten sind, kann zu erfolgreichen Beschäftigungsergebnissen führen. Diese Programme bieten Job-Coaching, Kompetenzentwicklung und Anpassungsmöglichkeiten, um den Erfolg am Arbeitsplatz zu steigern.

Interessenvertretung und Peer-Mentoring:

- **Selbstvertretung:** Das Eintreten für die eigenen Bedürfnisse und Rechte ist von entscheidender Bedeutung für autistischen Frauen Zugang zu angemessener Unterstützung und Unterkunft zu verschaffen. Autistische Frauen können für sich selbst eintreten, indem sie ihre Bedürfnisse und Vorlieben in verschiedenen Bereichen wie Gesundheitsversorgung, Bildung und Beschäftigung klar kommunizieren.

- **Peer-Mentoring:** Der Kontakt zu Peer-Mentoren mit ähnlichen Erfahrungen kann wertvolle Orientierung und Ermutigung bieten. Peer-Mentoren können praktische Ratschläge geben, Bewältigungsstrategien weitergeben und als Vorbilder für die Bewältigung des Lebens mit Autismus dienen.

Online-Ressourcen und Communities

- **Online-Foren und Selbsthilfegruppen:** Der Zugang zu Online-Foren und Selbsthilfegruppen für autistische Frauen vermittelt ein Gefühl der Gemeinschaft und Zugehörigkeit. Diese Plattformen bieten die Möglichkeit, Fragen zu stellen, Erfahrungen auszutauschen und mit Menschen in Kontakt zu treten, die die einzigartigen Herausforderungen von Autismus verstehen.
- **Bildungsressourcen:** Online-Ressourcen wie Websites, Blogs und Informationsvideos bieten wertvolle Bildungsinhalte zu autismus bezogenen Themen. Autistische Frauen können auf Informationen zu Bewältigungsstrategien, Tipps zur Interessenvertretung und Selbstfürsorge Praktiken zugreifen, um ihr Wohlbefinden zu verbessern.

Gemeinschafts Organisationen und Interessengruppen:

- **Organisationen, die sich für Autismus einsetzen:** Durch die Teilnahme an lokalen oder nationalen Autismus-Interessenorganisationen können autistische Frauen zu systemischen Veränderungen beitragen und das Bewusstsein für autismus bezogene Probleme schärfen. Diese Organisationen bieten Möglichkeiten für Interessenvertretung, Bildung und gesellschaftliches Engagement.
- **Community-Events und Workshops:** Die Teilnahme an Community-Veranstaltungen, Workshops und Konferenzen zum Thema Autismus bietet Möglichkeiten zum Lernen, zur Vernetzung und zum Kontakt mit Gleichgesinnten und Fachleuten. Diese Veranstaltungen beinhalten häufig Präsentationen, Panels und Diskussionen zu verschiedenen Aspekten von Autismus und bieten wertvolle Ressourcen und Unterstützung.

Der Zugriff auf und die Nutzung von Unterstützungs Netzwerken ist ein proaktiver Schritt, der autistischen Frauen dabei helfen kann, die

Herausforderungen des Autismus zu meistern und ein erfülltes Leben zu führen. Durch den Aufbau von Resilienz, die Förderung der Selbstakzeptanz, das Einüben effektiver Kommunikationstechniken, den Umgang mit sensorischen Empfindlichkeiten und den Zugriff auf unterstützende Netzwerke können autistische Frauen ihr Wohlbefinden verbessern und in verschiedenen Umgebungen gedeihen. Die Zusammenarbeit zwischen Einzelpersonen, Familien, Fachleuten und Gemeinschaften ist für die Schaffung integrativer und unterstützender Umgebungen, in denen die Neurodiversität anerkannt und gefeiert wird, von entscheidender Bedeutung.

Kapitel 6

Karriere und Ausbildung

Herausforderungen am Arbeitsplatz

Autistische Frauen stehen am Arbeitsplatz aufgrund ihrer sozialen Kommunikationsschwierigkeiten, sensorischen Empfindlichkeiten und der Diskrepanz zwischen ihren Stärken und den traditionellen Erwartungen am Arbeitsplatz oft vor besonderen Herausforderungen.

Soziale Dynamik:

- **Navigieren in der Büropolitik:** Das Verstehen und Navigieren in der Büropolitik kann für autistische Frauen eine Herausforderung sein, da sie möglicherweise Schwierigkeiten haben, soziale Signale zu erkennen und zwischenmenschliche Dynamiken zu verstehen. Es fällt ihnen möglicherweise schwer, ungeschriebene Regeln zu entschlüsseln, und es kann sein, dass sie unbeabsichtigt gegen soziale Normen verstoßen.

- **Beziehungen aufbauen:** Der Aufbau professioneller Beziehungen zu Kollegen und Vorgesetzten kann aufgrund der Schwierigkeiten bei der Initiierung und Aufrechterhaltung von Gesprächen eine Herausforderung darstellen. Autistische Frauen fühlen sich möglicherweise isoliert oder von gesellschaftlichen Veranstaltungen am Arbeitsplatz und informellen Networking-Möglichkeiten ausgeschlossen.

Kommunikation Herausforderungen:

- **Ideen zum Ausdruck bringen:** Die Formulierung von Ideen und Meinungen in Besprechungen oder Präsentationen kann für autistische Frauen eine Herausforderung sein, da sie möglicherweise Schwierigkeiten mit der verbalen Kommunikation haben oder Schwierigkeiten haben, sich prägnant auszudrücken. Sie können von alternativen Kommunikationsmethoden wie E-Mail oder schriftlichen Vorschlägen profitieren.
- **Feedback erhalten:** Das Verarbeiten und Beantworten von Feedback kann eine Herausforderung sein, insbesondere wenn es vage oder indirekt übermittelt wird. Autistische Frauen benötigen möglicherweise klares und spezifisches

Feedback, um Verbesserungsmöglichkeiten zu erkennen und notwendige Anpassungen vorzunehmen.

Sinnesempfindungen:

- **Umweltauslöser**: Sensorische Empfindlichkeiten gegenüber Lärm, Licht und anderen Umweltreizen können es autistischen Frauen erschweren, sich am Arbeitsplatz zu konzentrieren. Sie benötigen möglicherweise Vorkehrungen wie Kopfhörer mit Geräuschunterdrückung oder einstellbare Beleuchtung, um einen sensorfreundlichen Arbeitsplatz zu schaffen.
- **Soziale Überlastung:** Soziale Interaktionen und überfüllte Büroumgebungen können bei autistischen Frauen zu Reizüberflutung und Müdigkeit führen. Sie benötigen möglicherweise regelmäßige Pausen oder ruhige Orte, um neue Energie zu tanken und die Reizüberflutung zu bewältigen.

Den richtigen Karriereweg finden

Um den richtigen Karriereweg zu finden, müssen die eigenen Stärken, Interessen und Werte identifiziert und diese mit geeigneten Karriereoptionen in Einklang gebracht werden, die den besonderen Bedürfnissen und Vorlieben autistischer Frauen gerecht werden.

1. Stärken und Interessen:

- **Stärken identifizieren**: Das Erkennen und Nutzen persönlicher Stärken wie Liebe zum Detail, analytisches Denken, Kreativität und Problemlösungsfähigkeiten ist für die Suche nach einem erfüllenden Karriereweg von entscheidender Bedeutung. Autistische Frauen können sich in Rollen hervortun, die Präzision, Konzentration und Fachwissen erfordern.

- **Interessen erkunden:** Durch die Erkundung verschiedener Branchen, Branchen und Berufsfelder können autistische Frauen Interessengebiete und Leidenschaften entdecken. Sie können an Informationsgesprächen, Hospitationen oder Praktika teilnehmen, um Einblicke in verschiedene Karrierewege zu erhalten.

2. Unterbringung und Betreuung:

- **Unterkünfte verstehen:** Für die Ermittlung geeigneter Karrieremöglichkeiten ist es von entscheidender Bedeutung, die am Arbeitsplatz verfügbaren Vorkehrungen und Unterstützungsmöglichkeiten zu kennen.

Autistische Frauen können von flexiblen Arbeitsregelungen, sensorischen Arbeitsplätzen und unterstützenden Technologien profitieren, die ihre Produktivität und ihr Wohlbefinden steigern.

- **Ich suche Unterstützung:** Die Beratung durch Berufsberater, Mentoren oder Fachkräfte der Behindertenhilfe kann wertvolle Einblicke und Hilfe bei der Steuerung des Arbeitssuchprozesses liefern. Diese Fachkräfte können autistischen Frauen dabei helfen, Karriereziele zu identifizieren, Strategien für die Jobsuche zu entwickeln und auf Ressourcen und Unterstützung zuzugreifen.

3. Networking und berufliche Weiterentwicklung:

- **Vernetzung**: Der Aufbau professioneller Netzwerke und Verbindungen innerhalb gewünschter Branchen oder Sektoren kann Türen zu Beschäftigungsmöglichkeiten und beruflichem Aufstieg öffnen. Autistische Frauen können an Branchenveranstaltungen, Berufsverbänden und Online-Netzwerkplattformen teilnehmen, um ihre Kontakte zu erweitern und sich über mögliche Karrierewege zu informieren.

- **Berufliche Entwicklung**: Durch die Teilnahme an fortlaufenden beruflichen Weiterentwicklung Aktivitäten wie Workshops, Seminaren und Online-Kursen können autistische Frauen ihre Fähigkeiten, Kenntnisse und Qualifikationen verbessern. Kontinuierliches Lernen und Kompetenzaufbau tragen zum beruflichen Wachstum und zur Anpassungsfähigkeit in einem sich schnell verändernden Arbeitsmarkt bei.

Bildungsmöglichkeiten und Ressourcen

1. Hochschulbildung:

- **Das richtige Programm auswählen**: Die Wahl eines Hochschul Programms, das zu den beruflichen Zielen, Interessen und Lernpräferenzen passt, ist entscheidend für den akademischen Erfolg. Autistische Frauen können von Programmen profitieren, die Flexibilität, Unterstützungsdienste und Anpassungsmöglichkeiten für unterschiedliche Lernstile bieten.
- **Zugriff auf Support-Services**: Der Zugang zu Behindertenunterstützungsdiensten und Unterkünften in Hochschuleinrichtungen

kann autistischen Frauen dabei helfen, akademisch erfolgreich zu sein. Zu diesen Diensten können verlängerte Prüfungszeiten, Unterstützung beim Notizen Machen und alternative Formate für Kursmaterialien gehören.

2. Berufsausbildung und Zertifizierung:

- **Berufsausbildung erkunden:** Berufsbildungsprogramme und Zertifizierungskurse bieten praktische Fertigkeiten und praktische Ausbildung in bestimmten Branchen oder Berufen. Autistische Frauen können Berufsausbildungsmöglichkeiten erkunden, die ihren Interessen und Karrierezielen entsprechen, beispielsweise Informationstechnologie, Gesundheitswesen oder Handwerksberufe.
- **Ich suche finanzielle Unterstützung**: Die Prüfung finanzieller Unterstützungsmöglichkeiten wie Stipendien, Zuschüsse und Programme zur Studiengebühren Unterstützung kann dazu beitragen, die Kosten für Berufsausbildung und Zertifizierungsprogramme auszugleichen. Autistische Frauen können verfügbare Ressourcen recherchieren und

Fördermöglichkeiten zur Unterstützung ihrer Bildung und Ausbildung beantragen.

3. Weiterbildung:

- **Lebenslanges Lernen:** Durch die Teilnahme an Weiterbildungsmöglichkeiten bleiben autistische Frauen über Branchentrends auf dem Laufenden, erweitern ihre Fähigkeiten und bleiben auf dem Arbeitsmarkt wettbewerbsfähig. Zu den Weiterbildungsmöglichkeiten können Online-Kurse, professionelle Workshops und Zertifikatsprogramme gehören.
- **Flexible Lern Optionen:** Durch die Wahl flexibler Lern Optionen wie Online-Kurse oder Abendkurse wird den unterschiedlichen Bedürfnissen und Vorlieben autistischer Frauen Rechnung getragen. Diese Optionen ermöglichen es dem Einzelnen, Bildung mit Arbeit, familiären Verpflichtungen und persönlichen Interessen in Einklang zu bringen.

Vereinbarkeit von Arbeit, Bildung und Privatleben

Die Vereinbarkeit von Arbeit, Bildung und Privatleben ist für die Aufrechterhaltung des allgemeinen Wohlbefindens und den Erfolg in verschiedenen Lebensbereichen von entscheidender Bedeutung. Autistische Frauen können Strategien anwenden, um ihre Zeit effektiv zu verwalten, Verantwortlichkeiten zu priorisieren und eine gesunde Work-Life-Balance aufrechtzuerhalten.

1. Zeitmanagement:

- **Prioritäten setzen**: Das Erkennen von Prioritäten und das Setzen klarer Ziele hilft autistischen Frauen, Zeit und Energie effektiv einzuteilen. Sie können Tools wie Aufgabenlisten, Kalender und Aufgabenplaner verwenden, um Aufgaben zu organisieren und den Fortschritt bei der Erreichung ihrer Ziele zu verfolgen.
- **Routinen erstellen:** Die Festlegung konsistenter Routinen und Zeitpläne sorgt für Struktur und Vorhersehbarkeit, was Stress reduzieren und die Produktivität steigern kann. Autistische Frauen können tägliche oder wöchentliche Routinen erstellen, die Arbeit, Bildung, Selbstfürsorge und Freizeitaktivitäten umfassen.

2. Selbstfürsorge:

- **Selbstfürsorge priorisieren:** Die Priorisierung von Selbstpflegeaktivitäten wie Bewegung, Entspannung, Hobbys und Geselligkeit ist für die Aufrechterhaltung des körperlichen und geistigen Wohlbefindens von entscheidender Bedeutung. Autistische Frauen können regelmäßige Selbstfürsorgeübungen in ihre täglichen oder wöchentlichen Routinen einbauen, um neue Kraft zu tanken und einem Burnout vorzubeugen.

- **Grenzen setzen**: Das Setzen von Grenzen bei Arbeit, Bildung und persönlichen Verpflichtungen hilft autistischen Frauen, das Gleichgewicht zu bewahren und Überforderung zu verhindern. Sie können Kollegen, Vorgesetzten, Klassenkameraden und Familienmitgliedern ihre Grenzen klar mitteilen, um sicherzustellen, dass ihre Bedürfnisse respektiert werden.

3. Ich suche Unterstützung:

- **Nutzung von Unterstützungssystemen**: Die Nutzung von Unterstützungssystemen wie Familie, Freunden, Kollegen, Mentoren und Gemeinschafts Ressourcen bietet Unterstützung und Ermutigung in herausfordernden Zeiten. Autistische Frauen können sich bei Bedarf an ihr Unterstützungsnetzwerk wenden, um praktische Hilfe, emotionale Unterstützung und Ratschläge zu erhalten.

- **Zugang zu professioneller Hilfe**: Die Suche nach professioneller Hilfe wie Therapie, Beratung oder Coaching kann zusätzliche Unterstützung bei der Stressbewältigung, der Entwicklung von Bewältigungsstrategien und der Bewältigung von Lebensübergängen bieten. Professionelle Support-Experten können Anleitungen und Strategien zur Erreichung des Ziels anbieten Work-Life-Balance und Verbesserung des allgemeinen Wohlbefindens.

4. Flexibilität und Anpassungsfähigkeit:

- **Flexibilität annehmen**: Flexibilität bei der Arbeits- und Bildungsgestaltung ermöglicht es autistischen Frauen, sich an veränderte Umstände anzupassen und ihre Bedürfnisse in den Vordergrund zu stellen. Flexible Arbeitspläne, Fernarbeitsoptionen und Online-Lernplattformen bieten Möglichkeiten für Autonomie und Selbstmanagement.
- **Erwartungen anpassen:** Um mehrere Verantwortlichkeiten unter einen Hut zu

bringen, ist es wichtig, die Erwartungen anzupassen und Selbstmitgefühl zu üben. Autistische Frauen können erkennen, dass Perfektion nicht erreichbar ist und sich stattdessen auf Fortschritt und Selbstverbesserung konzentrieren.

5. Zeit zum Nachdenken:

- **Über Werte nachdenken:** Sich Zeit zur Selbstreflexion zu nehmen, ermöglicht es autistischen Frauen, ihre Werte, Ziele und Prioritäten in Beruf, Bildung und Privatleben zu klären. Reflektierende Praktiken wie Journaling, Meditation oder Achtsamkeit fördern die Selbstwahrnehmung und fundierte Entscheidungsfindung.
- **Fortschritt bewerten:** Die regelmäßige Bewertung des Fortschritts bei der Erreichung der Ziele und die Identifizierung von Verbesserungsmöglichkeiten hilft autistischen Frauen, konzentriert und motiviert zu bleiben. Sie können Erfolge feiern und bei Bedarf Anpassungen an ihren Plänen vornehmen, um die Übereinstimmung mit ihren Zielen aufrechtzuerhalten.

Die Vereinbarkeit von Arbeit, Bildung und Privatleben ist ein fortlaufender Prozess, der Selbstbewusstsein, Organisation und

Anpassungsfähigkeit erfordert. Durch den Einsatz effektiver Zeitmanagementstrategien, der Priorisierung der Selbstfürsorge, der Suche nach Unterstützung bei Bedarf und der Akzeptanz von Flexibilität können autistische Frauen einen erfüllten und ausgeglichenen Lebensstil schaffen, der ihr allgemeines Wohlbefinden und ihren Erfolg sowohl im Beruf als auch in der Ausbildung unterstützt. Das Erkennen und Respektieren individueller Bedürfnisse und Vorlieben ist für das Erreichen von Harmonie und Zufriedenheit in allen Lebensbereichen von entscheidender Bedeutung.

Kapitel 7

Gesundheit und Wohlbefinden

Bedenken hinsichtlich der körperlichen Gesundheit

Autistische Frauen können mit verschiedenen körperlichen Gesundheitsproblemen konfrontiert sein, die Aufmerksamkeit und Behandlung erfordern, um das allgemeine Wohlbefinden aufrechtzuerhalten.

Gleichzeitig auftretende Bedingungen:
- Magen-Darm-Probleme: Autistische Frauen leiden häufiger unter Magen-Darm-Problemen wie Reizdarmsyndrom (IBS), Verstopfung oder gastroösophagealer Refluxkrankheit (GERD). Diese Zustände können durch Stress, Ernährungsfaktoren und sensorische Empfindlichkeiten verschlimmert werden.
- Schlafstörungen: Schlafstörungen, einschließlich Schlaflosigkeit, Schlafapnoe und Störungen des zirkadianen Rhythmus,

kommen bei autistischen Frauen häufig vor. Eine schlechte Schlafqualität kann sich auf die Stimmung, die kognitiven Funktionen und die allgemeine Gesundheit auswirken.

- Chronische Schmerzen: Chronische Schmerzzustände wie Fibromyalgie oder Migräne kommen bei autistischen Frauen häufiger vor. Sensorische Empfindlichkeiten und Stress können zum Erleben von Schmerzen und Unbehagen beitragen.

2. Sinnesempfindungen und körperliche Gesundheit:

- **Auswirkungen auf tägliche Aktivitäten**: Sensorische Empfindlichkeiten können die täglichen Aktivitäten im Zusammenhang mit persönlicher Hygiene, Ernährung und körperlicher Aktivität beeinträchtigen. Autistische Frauen verspüren möglicherweise Unbehagen oder Abneigung gegen bestimmte Texturen, Geschmäcker oder Empfindungen, was sich auf die Auswahl von Nahrungsmitteln, Pflegegewohnheiten und Bewegungspräferenzen auswirken kann.
- **Zugang zur Gesundheitsversorgung**: Sensorische Empfindlichkeiten können auch den Zugang zu Gesundheitsdiensten

beeinträchtigen, da das medizinische Umfeld für autistische Frauen überwältigend oder auslösend sein kann. Gesundheitsdienstleister sollten sich der sensorischen Bedürfnisse bewusst sein und Vorkehrungen treffen, um eine komfortable und zugängliche Pflege zu gewährleisten.

3. Interessenvertretung im Gesundheitswesen:

- **Selbstvertretung**: Das Eintreten für die eigenen Gesundheitsbedürfnisse ist von wesentlicher Bedeutung, um eine angemessene Diagnose, Behandlung und Unterstützung sicherzustellen. Autistische Frauen sollten den Gesundheitsdienstleistern ihre sensorischen Empfindlichkeiten, Kommunikationspräferenzen und Gesundheitsprobleme mitteilen.

- **Navigation im Gesundheitswesen**: Sich im Gesundheitssystem zurechtzufinden kann eine Herausforderung sein, insbesondere für autistische Frauen, die möglicherweise mit sozialer Kommunikation und Reizüberflutung zu kämpfen haben. Die Unterstützung durch vertrauenswürdige Personen wie Familienmitglieder, Freunde oder Patientenvertreter kann den Zugang zu

Gesundheitsdiensten und -ressourcen erleichtern.

Umgang mit Stress und Burnout

Stressbewältigung und Burnout-Prävention sind für die Aufrechterhaltung des geistigen und körperlichen Wohlbefindens autistischer Frauen von entscheidender Bedeutung.

1. Techniken zur Stressbewältigung:

- **Achtsamkeit und Meditation:** Das Praktizieren von Achtsamkeit Meditation und Entspannungstechniken kann helfen, Stress abzubauen und das emotionale Wohlbefinden zu fördern. Autistische Frauen können Achtsamkeitsübungen in ihre täglichen Routinen integrieren, um das Bewusstsein für den gegenwärtigen Moment und die Stressresistenz zu fördern.
- **Übungen zur tiefen Atmung:** Tiefenatmung Übungen wie Zwerchfellatmung oder progressive Muskelentspannung können die Entspannungsreaktion des Körpers aktivieren und den Auswirkungen von Stress entgegenwirken. Diese Techniken können zur Beruhigung des Nervensystems und zur

Entspannung in Stresssituationen eingesetzt werden.

2. Grenzen setzen:

- **Work-Life-Balance:** Um einem Burnout vorzubeugen, ist es wichtig, Grenzen zwischen Arbeit, Bildung und Privatleben festzulegen. Autistische Frauen sollten Selbstpflege Aktivitäten, Freizeitbeschäftigungen und sozialen Kontakten Priorität einräumen, um neue Energie zu tanken und das Gleichgewicht zu bewahren.
- **Nein sagen:** Um Zeit- und Energiereserven zu schonen, ist es wichtig zu lernen, zu übermäßigen Verpflichtungen und Verpflichtungen Nein zu sagen. Autistische Frauen sollten ihre Fähigkeiten einschätzen und Aktivitäten priorisieren, die ihren Werten und Zielen entsprechen.

3. Ich suche Unterstützung:

- **Professionelle Unterstützung:** Die Unterstützung durch Fachkräfte im Bereich der psychischen Gesundheit wie Therapeuten oder Berater kann Orientierung und Bewältigungsstrategien zur Stressbewältigung und zur Vorbeugung von

Burnout bieten. Therapiesitzungen können einen sicheren Raum bieten, um Emotionen zu erforschen, Selbstbewusstsein zu entwickeln und Resilienz aufzubauen.

- **Sozialhilfe: Kontakt** zu Freunden, Familienmitgliedern oder Selbsthilfegruppen kann in stressigen Zeiten emotionale Unterstützung und Bestätigung bieten. Der Erfahrungsaustausch und die Ermutigung anderer können dazu beitragen, das Gefühl der Isolation und Überforderung zu lindern.

Bedeutung von Routine und Selbstfürsorge

Die Etablierung von Routinen und die Priorisierung von Selbstpflege Praktiken sind für die Förderung von Stabilität, Vorhersehbarkeit und allgemeinem Wohlbefinden autistischer Frauen von entscheidender Bedeutung.

1. Routinen etablieren:

- **Vorhersagbarkeit**: Routinen vermitteln ein Gefühl der Vorhersehbarkeit und Struktur, was Ängste reduzieren und das Gefühl von Sicherheit und Geborgenheit fördern kann. Autistische Frauen können tägliche oder wöchentliche Routinen erstellen, die einheitliche Essenszeiten, Schlafenszeit Rituale und Selbstpflegeaktivitäten umfassen.

- **Visuelle Unterstützung**: Visuelle Hilfsmittel wie Zeitpläne, Checklisten oder Kalender können autistischen Frauen dabei helfen, ihre Routinen zu organisieren und tägliche Aufgaben zu verfolgen. Visuelle Unterstützung liefert konkrete Informationen und verringert die Abhängigkeit von verbalen Anweisungen oder dem Gedächtnis.

2. Selbstfürsorge priorisieren:

- **Körperliche Selbstfürsorge**: Die Priorisierung körperlicher Selbstpflegeaktivitäten wie Bewegung, Ernährung und Hygiene ist für die Aufrechterhaltung der allgemeinen Gesundheit und des Wohlbefindens von entscheidender Bedeutung. Autistische Frauen sollten sich regelmäßig körperlich betätigen, ausgewogene Mahlzeiten zu sich nehmen und gute Hygienegewohnheiten praktizieren.
- **Emotionale Selbstfürsorge**: Um das emotionale Wohlbefinden zu fördern, müssen wir Emotionen anerkennen und ausdrücken, Grenzen setzen und uns an

Aktivitäten beteiligen, die Freude und Erfüllung bringen. Autistische Frauen können kreative Beschäftigungen, Hobbys oder Entspannungstechniken ausüben, um mit Stress umzugehen und emotionale Belastbarkeit zu fördern.

Ganzheitliche Ansätze zum Wohlbefinden

Ganzheitliche Ansätze zum Wohlbefinden berücksichtigen den Zusammenhang zwischen physischen, emotionalen, sozialen und spirituellen Aspekten der Gesundheit autistischer Frauen.

1. Integrative Therapien:
- **Geist-Körper-Praktiken:**
  Geist-Körper-Übungen wie Yoga, Tai Chi oder Qigong verbinden körperliche Bewegung mit Achtsamkeit und Atembewusstsein. Diese Praktiken fördern Entspannung, Stressabbau und die Verbindung von Geist und Körper.
- **Kunst- und Ausdruckstherapien**: Kunst- und Ausdruckstherapien wie Musiktherapie, Kunsttherapie oder Tanz-/Bewegungstherapie bieten kreative Möglichkeiten zur Selbstdarstellung und

emotionalen Verarbeitung. Diese Therapien können die Kommunikation, das Selbstbewusstsein und die soziale Bindung autistischer Frauen unterstützen.

2. Umweltaspekte:

- **Sinnesfreundliche Räume schaffen**: Die Schaffung sensorfreundlicher Umgebungen zu Hause, am Arbeitsplatz und in der Gemeinschaft fördert den Komfort und das Wohlbefinden autistischer Frauen. Umgebungsmodifikationen wie die Anpassung der Beleuchtung, die Reduzierung von Lärm und die Bereitstellung bequemer Sitzgelegenheiten kommen sensorischen Empfindlichkeiten entgegen und unterstützen die Regulierung.

3. Soziale Verbindung:

- **Aufbau von Unterstützungsnetzwerken**: Der Aufbau unterstützender Beziehungen zu Freunden, Familienmitgliedern, Gleichaltrigen und Gemeindemitgliedern sorgt für emotionale Unterstützung und soziale Bindung. Autistische Frauen können an sozialen Aktivitäten, Interessengruppen oder Online-Communities teilnehmen, um

Beziehungen zu pflegen und das Gefühl der Isolation zu verringern.

4. Sinn und Zweck kultivieren:

- **Sich an sinnvollen Aktivitäten beteiligen**: Die Teilnahme an Aktivitäten, die mit den eigenen Werten, Interessen und Leidenschaften übereinstimmen, fördert das Gefühl von Sinn und Zweck. Autistische Frauen können Hobbys, ehrenamtlicher Arbeit oder kreativen Beschäftigungen nachgehen, die Erfüllung bieten und zum persönlichen Wachstum beitragen.

5. Achtsamkeitspraktiken:

- **Achtsames Essen**: Um achtsames Essen zu praktizieren, muss man auf die Sinneserfahrung beim Essen achten und sich auf Hunger- und Sättigungssignale einstellen. Autistische Frauen können die Geschmäcker, Texturen und Aromen von Lebensmitteln genießen, was den Genuss steigern und gesündere Essgewohnheiten fördern kann.
- **Erdungstechniken**: Erdungstechniken wie sensorische Erdung oder Achtsamkeitsübungen helfen dabei, den Einzelnen im gegenwärtigen Moment zu

verankern und Ängste abzubauen. Autistische Frauen können Erdungstechniken anwenden, um sich in Zeiten von Stress oder sensorischer Überforderung zu zentrieren.

6. Umweltaspekte:

- **Naturtherapie:** Zeit in der Natur zu verbringen, auch Ökotherapie oder Naturtherapie genannt, hat zahlreiche Vorteile für die geistige und körperliche Gesundheit. Das Eintauchen in natürliche Umgebungen kann Stress reduzieren, die Stimmung verbessern und die Entspannung fördern. Autistische Frauen können Outdoor-Aktivitäten wie Wandern, Gartenarbeit oder Spaziergänge in der Natur erkunden, um sich mit der Natur zu verbinden und ihr Wohlbefinden zu steigern.
- **Sinne Freundliches Design**: Die Gestaltung sinne freundlicher Räume zu Hause und am Arbeitsplatz kann den Komfort erhöhen und die Entspannung autistischer Frauen fördern. Überlegungen wie Beleuchtung, Akustik, Farbschemata und Möbelanordnung können Umgebungen schaffen, die die sensorische Regulierung

unterstützen und Reizüberflutung minimieren.

7. Emotionale Regulierung:

- **Strategien zur Emotionsregulation:** Die Entwicklung von Strategien zur Emotionsregulation hilft autistischen Frauen, mit intensiven Emotionen umzugehen und effektiv auf Stressfaktoren zu reagieren. Techniken wie tiefes Atmen, progressive Muskelentspannung oder Visualisierung können dabei helfen, das Erregungsniveau zu regulieren und das emotionale Gleichgewicht zu fördern.

- **Kognitive Verhaltenstechniken:** Kognitive Verhaltenstechniken wie kognitive Umstrukturierung oder Problemlösungsfähigkeiten helfen Einzelpersonen dabei, negative Gedankenmuster zu erkennen und zu hinterfragen sowie adaptive Bewältigungsstrategien zu entwickeln. Autistische Frauen können diese Techniken erlernen, um mit Angstzuständen, Depressionen oder anderen psychischen Problemen umzugehen.

Zugänglichkeit und Inklusivität

Um den vielfältigen Bedürfnissen autistischer Frauen gerecht zu werden, ist die Gewährleistung von Zugänglichkeit und Inklusivität in Gesundheits- und Wellness-Praktiken von entscheidender Bedeutung.

1. Zugänglichkeit des Gesundheitswesens:

- **Sinnesfreundliche Gesundheitsumgebungen**: Gesundheitsdienstleister sollten bestrebt sein, sensorisch freundliche Umgebungen zu schaffen, die den Bedürfnissen autistischer Frauen gerecht werden. Dazu kann die Bereitstellung ruhiger Wartebereiche, die Bereitstellung einer flexiblen Terminplanung und der Einsatz visueller Hilfsmittel zur Verbesserung der Kommunikation gehören.
- **Kommunikation unterstützt:** Angehörige der Gesundheitsberufe sollten bei der Interaktion mit autistischen Frauen klare und direkte Kommunikationsstrategien anwenden. Dies kann die Bereitstellung schriftlicher Anweisungen, die Verwendung visueller Hilfsmittel oder die Bereitstellung zusätzlicher Zeit für die Verarbeitung von Informationen umfassen.

2. Wellness-Programme:

- **Maßgeschneiderte Wellness-Programme:** Wellnessprogramme sollten so gestaltet sein, dass sie unterschiedliche Fähigkeiten und sensorische Vorlieben berücksichtigen. Autistische Frauen können von Wellness-Aktivitäten profitieren, die Flexibilität, Auswahl und sensorische Anpassungen bieten. Die Bereitstellung von Optionen für Einzel- oder Gruppenaktivitäten ermöglicht eine personalisierte Teilnahme.

- **Kulturelle sensibilität**: Wellness-Programme sollten kulturell sensibel sein und auf die besonderen Bedürfnisse und Vorlieben autistischer Frauen mit unterschiedlichem Hintergrund eingehen. Gesundheitsdienstleister und Wellness-Experten sollten individuelle Unterschiede in Kommunikationsstilen, Werten und Überzeugungen erkennen und respektieren.

3. Interessenvertretung und Bildung:

- **Bewusstseinsförderung:** Die Interessenvertretung sollte sich darauf konzentrieren, das Bewusstsein für die Gesundheits- und Wellnessbedürfnisse autistischer Frauen zu schärfen und sich für inklusive und zugängliche Gesundheitsdienste einzusetzen. Bildungsinitiativen können Gesundheitsdienstleistern, Wellness-Experten und Gemeindemitgliedern helfen, Autismus besser zu verstehen und autistische Frauen dabei zu unterstützen, optimale Gesundheit und Wohlbefinden zu erreichen.

- **Zusammenarbeit und Partnerschaften:** Kooperationsbemühungen zwischen Gesundheitsdienstleistern, Behindertenvertretern, Forschern und Gemeinschaftsorganisationen sind für die Förderung der Zugänglichkeit und Inklusivität im Gesundheits- und Wellnessbereich von entscheidender Bedeutung. Durch die Zusammenarbeit können die Beteiligten Zugangsbarrieren identifizieren und Strategien entwickeln, um diese effektiv anzugehen.

Selbstvertretung und Empowerment

Selbstvertretung und Empowerment sind von zentraler Bedeutung für die Förderung der

Gesundheit und des Wohlbefindens autistischer Frauen.

1. Fähigkeiten zur Selbstvertretung:

- **Durchsetzungsvermögenstraining:** Die Entwicklung von Durchsetzungsfähigkeiten hilft autistischen Frauen, ihre Bedürfnisse, Vorlieben und Grenzen im Gesundheits- und Wellnessbereich effektiv zu kommunizieren. Autistische Frauen können Durchsetzungstechniken wie „Ich-Aussagen" oder eine durchsetzungsfähige Körpersprache erlernen, um selbstbewusst für sich selbst einzutreten.
- **Navigationssysteme:** Durch das Erlernen des Umgangs mit Gesundheitssystemen, Versicherungspolicen und Unterstützungsdiensten können autistische Frauen auf die Ressourcen und Unterstützung zugreifen, die sie zur Aufrechterhaltung ihrer Gesundheit und ihres Wohlbefindens benötigen.

2. Peer-Unterstützung und Mentoring:

- **Peer-Selbsthilfegruppen**: Die Teilnahme an Peer-Selbsthilfegruppen oder Online-Communities bietet autistischen Frauen eine Plattform, um mit anderen in

Kontakt zu treten, die ähnliche Erfahrungen und Herausforderungen teilen. Peer-Support bietet Bestätigung, Ermutigung und praktische Ratschläge zur Bewältigung von Gesundheits- und Wellnessproblemen.

- **Mentoring-Programme:**
Mentoring-Programme bringen autistische Frauen mit Mentorinnen zusammen, die über Erfahrung und Fachwissen im Umgang mit Gesundheitssystemen und beim Zugang zu Unterstützungsdiensten verfügen. Mentoren können Beratung, Unterstützung und Ermutigung bieten, um Mentees auf ihrem Weg zu Gesundheit und Wohlbefinden zu unterstützen.

3. Community-Engagement:

- **Gesellschaftliches Engagement:** Durch die Beteiligung an Interessenvertretungen, Freiwilligendiensten oder Gemeinschaftsinitiativen können autistische Frauen zu positiven Veränderungen beitragen und integrative Gesundheits- und Wellnesspraktiken fördern. Durch den Austausch ihrer Erfahrungen und ihres Fachwissens können autistische Frauen das Bewusstsein schärfen und sich für ihre Rechte und Bedürfnisse einsetzen.

- **Entwicklung von Führungsqualitäten:** Durch die Entwicklung von Führungsqualitäten können autistische Frauen eine aktive Rolle übernehmen und sich für sich selbst und andere im Gesundheits- und Wellnessbereich einsetzen. Führungstrainings Programme und Workshops bieten Möglichkeiten zum Aufbau von Selbstvertrauen, Kommunikationsfähigkeiten und Interessenvertretungskompetenz.

Die Förderung von Zugänglichkeit, Inklusivität und Selbstbestimmung im Gesundheits- und Wellnessbereich ist von entscheidender Bedeutung, um sicherzustellen, dass autistische Frauen die Unterstützung und Ressourcen erhalten, die sie zum Gedeihen benötigen. Durch die Priorisierung ganzheitlicher Ansätze für das Wohlbefinden, die Förderung von Fähigkeiten zur Selbstvertretung und die Förderung des Engagements in der Gemeinschaft können Interessenvertreter Umgebungen schaffen, die gesundheitliche Chancengleichheit fördern und die unterschiedlichen Bedürfnisse und Stärken autistischer Frauen unterstützen. Die Anerkennung des Werts von Vielfalt und Inklusion in Gesundheits- und Wellnesspraktiken ist von grundlegender Bedeutung für die Schaffung einer integrativen und unterstützen deren Gesellschaft für alle Menschen.

Kapitel 8

Interessenvertretung und gesellschaftliches Engagement

Werden Sie ein Anwalt für Autismus-Bewusstsein

Interessenvertretung ist ein wirksames Instrument, um das Bewusstsein zu schärfen, das Verständnis zu fördern und positive Veränderungen für autistische Menschen und die breitere Gemeinschaft voranzutreiben. Um ein Fürsprecher zu werden, müssen Sie die wichtigsten Probleme verstehen, Fähigkeiten aufbauen und sich aktiv an Bemühungen zur Förderung des Bewusstseins und der Inklusion für Autismus beteiligen.

1. Schlüsselthemen verstehen:
- **Bewusstsein vs. Akzeptanz**: Advocacy-Bemühungen betonen oft den Unterschied zwischen Bewusstsein und Akzeptanz. Während Bewusstsein das Erkennen der Existenz von Autismus

beinhaltet, konzentriert sich Akzeptanz darauf, autistische Menschen als geschätzte Mitglieder der Gesellschaft zu akzeptieren und ihre einzigartigen Stärken und Herausforderungen zu verstehen.

- **Häufige Missverständnisse:** Befürworter sollten sich mit häufigen Missverständnissen und Mythen rund um Autismus auskennen, wie etwa Stereotypen über Fähigkeiten, Verhaltensweisen und Bedürfnisse. Das Hinterfragen dieser Missverständnisse trägt dazu bei, ein genaueres und respektvolles Verständnis von Autismus zu fördern.

- **Intersektionalität:** Es ist von entscheidender Bedeutung, die Intersektionalität von Autismus mit anderen Identitäten wie Geschlecht, Rasse, ethnischer Zugehörigkeit und sozioökonomischem Status zu erkennen. Befürworter sollten darüber nachdenken, wie sich diese sich überschneidenden Identitäten auf die Erfahrungen und Bedürfnisse autistischer Menschen auswirken.

2. Advocacy-Fähigkeiten aufbauen:

- **Kommunikation:** Effektive Kommunikationsfähigkeiten sind für die Interessenvertretung unerlässlich.

Fürsprecher sollten in der Lage sein, ihre Botschaft klar und überzeugend zu artikulieren, sei es schriftlich, in öffentlichen Reden oder in Einzelgesprächen.

- **Geschichtenerzählen**: Der Austausch persönlicher Geschichten und Erfahrungen ist eine wirksame Möglichkeit, mit anderen in Kontakt zu treten und die Auswirkungen von Autismus auf das wirkliche Leben zu veranschaulichen. Befürworter können das Geschichtenerzählen nutzen, um die Themen zu verstehen und Empathie und Handeln anzuregen.

- **Vernetzung**: Der Aufbau eines Netzwerks von Verbündeten, einschließlich anderer Befürworter, Organisationen und Community-Mitglieder, stärkt die Advocacy-Bemühungen. Networking bietet Möglichkeiten zur Zusammenarbeit, Unterstützung und zum Teilen von Ressourcen.

3. Maßnahmen ergreifen:

- **Kampagnen zur Sensibilisierung der Öffentlichkeit:** Die Teilnahme an oder die Organisation öffentlicher Sensibilisierungskampagnen, wie z. B. Veranstaltungen des Autism Awareness

Month, Social-Media-Kampagnen oder Community-Outreach-Aktivitäten, trägt dazu bei, Informationen zu verbreiten und das Verständnis für Autismus zu fördern.

- **Bildungs Workshops:** Die Ausrichtung oder Teilnahme an Bildungs Workshops, Seminaren und Schulungen Sitzungen zu autismus bezogenen Themen bietet wertvolle Lernmöglichkeiten für Befürworter und die breitere Gemeinschaft.

- **Freiwilligenarbeit:** Die ehrenamtliche Tätigkeit bei Autismus-Befürwortung Organisationen oder Selbsthilfegruppen ermöglicht es den Befürwortern, ihre Zeit und Fähigkeiten für sinnvolle Zwecke einzusetzen und mit der Autismus-Gemeinschaft in Kontakt zu treten.

Engagement in der Autismus-Gemeinschaft

Aktives Engagement in der Autismus-Gemeinschaft fördert die Verbindung, Unterstützung und kollektives Handeln. Der Aufbau von Beziehungen und die Teilnahme an Gemeinschaftsaktivitäten schaffen ein Zugehörigkeitsgefühl und befähigen den Einzelnen, zu positiven Veränderungen beizutragen.

1. Beziehungen aufbauen:

- **Mit autistischen Menschen in Kontakt treten:** Der Aufbau authentischer Beziehungen zu autistischen Menschen, der Respekt vor ihrer Stimme und die Wertschätzung ihrer Perspektiven sind für eine wirksame Interessenvertretung von grundlegender Bedeutung. Durch das Zuhören und Erweitern der Erfahrungen autistischer Menschen wird sichergestellt, dass die Interessenvertretung an ihren Bedürfnissen und Prioritäten ausgerichtet ist.

- **Unterstützung für Familie und Pflegepersonal:** Die Zusammenarbeit mit Familien und Betreuern autistischer Menschen bietet zusätzliche Einblicke und Unterstützung. Fürsprecher können Ressourcen, Ermutigung und ein Gemeinschaftsgefühl für diejenigen bieten, die die Herausforderungen und Belohnungen der Unterstützung autistischer Angehöriger meistern.

2. Teilnahme an Gemeinschaftsaktivitäten:

- **Selbsthilfegruppen:** Der Beitritt zu oder die Moderation von Selbsthilfegruppen für autistische Menschen, Eltern oder Betreuer bietet einen sicheren Raum für den Erfahrungsaustausch, den Austausch von Ratschlägen und den Aufbau von Solidarität. Selbsthilfegruppen können persönlich oder online abgehalten werden und bieten Flexibilität und Zugänglichkeit.

- **Gemeinschaftsereignisse:** Die Teilnahme an Gemeinschaftsveranstaltungen wie autismus freundlichen gesellschaftlichen Zusammenkünften, Freizeitaktivitäten oder Interessen Kundgebungen fördert das Zugehörigkeitsgefühl und den Gemeinschaftsgeist. Diese Veranstaltungen bieten Möglichkeiten für soziale Interaktion, Entspannung und gemeinsames Handeln.

3. Nutzung von Online-Plattformen:

- **Soziale Medien:** Die Nutzung von Social-Media-Plattformen, um mit der Autismus-Community in Kontakt zu treten, Informationen auszutauschen und an Diskussionen teilzunehmen, verstärkt die Interessenvertretung. Online-Communities, Foren und Interessengruppen bieten Unterstützung, Ressourcen und Möglichkeiten zur Zusammenarbeit.

- **Internetquellen:** Der Zugriff auf und die gemeinsame Nutzung von Online-Ressourcen wie Artikeln, Videos, Webinaren und Toolkits trägt dazu bei, wertvolle Informationen zu verbreiten und das Bewusstsein für autismusbezogene Probleme zu schärfen. Online-Plattformen bieten eine große Reichweite und erleichtern kontinuierliches Lernen und Engagement.

Beeinflussung von Politik und sozialem Wandel

Interessenvertretung geht über individuelle und gemeinschaftliche Bemühungen hinaus, um umfassendere systemische und politische Veränderungen zu beeinflussen, die sich auf das Leben autistischer Menschen auswirken. Befürworter können politische Interessenvertretung betreiben, um Hindernisse zu beseitigen, Inklusion zu fördern und einen gleichberechtigten Zugang zu Ressourcen und Möglichkeiten sicherzustellen.

1. Richtlinien Probleme verstehen:

- **Gesetzgebung und Rechte:** Befürworter sollten mit den wichtigsten Gesetzen und Richtlinien vertraut sein, die sich auf autistische Menschen auswirken, wie etwa dem Individuals with Disabilities Education Act (IDEA), dem Americans with Disabilities Act (ADA) und den Gesundheitsrichtlinien. Das Verständnis dieser Gesetze und Rechte ist für eine wirksame Interessenvertretung von entscheidender Bedeutung.

- **Hindernisse und Herausforderungen:** Das Erkennen von Hindernissen und Herausforderungen, mit denen autistische Menschen in Bereichen wie Bildung, Beschäftigung, Gesundheitswesen und soziale Dienste konfrontiert sind, hilft Befürwortern, ihre Bemühungen gezielter zu gestalten. Häufige Probleme sind fehlende Unterkünfte, Diskriminierung und unzureichende Unterstützungsdienste.

2. Engagement für politische Interessenvertretung:

- **Legislative Interessenvertretung:** Anwälte können sich für die Gesetzgebung einsetzen, indem sie gewählte Amtsträger kontaktieren, an Advocacy-Tagen teilnehmen und Aussagen zu autismusbezogenen Themen machen. Der Aufbau von Beziehungen zu politischen Entscheidungsträgern und die Aufklärung dieser über Autismus trägt dazu bei, gesetzgeberische Entscheidungen zu beeinflussen.

- **Politische Kampagnen:** Durch die Organisation oder Teilnahme an politischen Kampagnen wie Petitionen, Brief Kampagnen oder öffentlichen Demonstrationen wird die Unterstützung der Gemeinschaft mobilisiert und das Bewusstsein für kritische Themen geschärft. Fürsprecher können mit Interessenvertretungen Organisationen zusammenarbeiten, um ihre Bemühungen zu verstärken.

3. Zusammenarbeit mit Organisationen:

- **Organisationen, die sich für Autismus einsetzen:** Durch die Zusammenarbeit mit Organisationen, die sich für Autismus einsetzen, erhalten sie Zugang zu Ressourcen, Fachwissen und einer größeren Plattform zur Einflussnahme auf politische und gesellschaftliche Veränderungen. Diese Organisationen verfügen häufig über etablierte Beziehungen zu politischen Entscheidungsträgern und können strategische Leitlinien für Interessenvertretungsbemühungen bieten.

- **Interdisziplinäre Zusammenarbeit:** Die Zusammenarbeit mit Fachleuten aus verschiedenen Bereichen wie Pädagogen, Gesundheitsdienstleistern, Forschern und Rechtsexperten verbessert die Interessenvertretung. Die interdisziplinäre Zusammenarbeit fördert einen umfassenden Ansatz zur Berücksichtigung der Bedürfnisse und Rechte autistischer Menschen.

Inspirierende Geschichten der Interessenvertretung

Inspirierende Geschichten über die Interessenvertretung heben die Wirkung und Erfolge von Einzelpersonen und Gruppen hervor, die sich der Förderung des Bewusstseins, der Akzeptanz und der Inklusion von Autismus verschrieben haben.

1. Einzelne Anwälte:
- **Tempel Grandin:** Temple Grandin, eine autistische Professorin und Tierverhaltens Expertin, hat durch ihre öffentlichen Reden, Schriften und Forschungen maßgeblich zum Eintreten für Autismus beigetragen. Ihre Arbeit hat das Verständnis für Autismus geschärft und viele dazu inspiriert, trotz

Herausforderungen ihren Leidenschaften nachzugehen.

- Greta Thunberg: Greta Thunberg, eine junge autistische Klima Aktivistin, hat ihre Plattform genutzt, um sich für ökologische Nachhaltigkeit einzusetzen und das Bewusstsein für die Schnittstelle zwischen Autismus und Aktivismus zu schärfen. Ihr Eintreten hat globale Bewegungen inspiriert und die Stärken und Fähigkeiten autistischer Menschen hervorgehoben.

2. Gemeinschaftsinitiativen:

- **Autismusfreundliche Städte:** Einige Städte haben Initiativen gestartet, um autismus freundlicher zu werden, indem sie sinnes freundliche öffentliche Räume einrichten, Ersthelfer schulen und integrative Gemeinschaftsaktivitäten fördern. Diese Initiativen zeigen die positiven Auswirkungen gemeinschaftsweiter Bemühungen zur Unterstützung autistischer Menschen.
- **Inklusive Bildungsprogramme:** Schulen und Universitäten, die inklusive Bildungsprogramme entwickelt haben, Unterkünfte, Unterstützungsdienste und Sensibilisierung Schulungen anbieten, haben Umgebungen geschaffen, in denen

autistische Schüler akademisch und sozial erfolgreich sein können. Diese Programme dienen als Modelle für inklusive Bildungspraktiken.

3. Basisbewegungen:

- **Selbstvertretung Netzwerke:** Selbstvertretung Netzwerke an der Basis, die von autistischen Menschen geleitet werden, haben eine entscheidende Rolle dabei gespielt, die Akzeptanz von Autismus zu fördern und stigmatisierende Narrative in Frage zu stellen. Diese Netzwerke ermöglichen es autistischen Menschen, ihre Meinung zu sagen, ihre Geschichten zu teilen und Veränderungen auf gesellschaftlicher und politischer Ebene zu beeinflussen.

- **Interessenvertretung von Eltern und Betreuern:** Eltern und Betreuer autistischer Menschen haben Interessengruppen und Kampagnen organisiert, um Probleme wie den Zugang zu Frühförderungsdiensten, inklusiver Bildung und Gesundheitsversorgung anzugehen. Ihre Lobbyarbeit hat zu bedeutenden politischen Änderungen und einer verstärkten Unterstützung autistischer Familien geführt.

Kapitel 9

Persönliche Geschichten und Erfahrungsberichte

Echte Erfahrungen von erwachsenen Frauen mit Autismus

Diese Erzählungen bieten nicht nur einen Einblick in das vielfältige Leben autistischer Frauen, sondern fördern auch Empathie, Verständnis und Solidarität innerhalb der breiteren Gemeinschaft.

1. Den Alltag meistern:

- **Annas Reise:** Anna, bei der im Alter von 30 Jahren Autismus diagnostiziert wurde, erzählt von ihren Erfahrungen bei der Bewältigung des Alltags. Von der Bewältigung sensorischer Empfindlichkeiten an überfüllten Orten bis hin zur Suche nach Routinen, die ihr helfen, organisiert zu bleiben – Annas Geschichte beleuchtet die praktischen Strategien, die sie anwendet, um alltägliche Herausforderungen zu bewältigen. Sie betont, wie wichtig es ist, eine strukturierte Umgebung zu schaffen und Tools wie Planer und sensorische Produkte zu verwenden.

- **Emilys Adaptionen:** Emily, eine Softwareentwicklerin, teilt ihre Erfahrungen mit Reizüberflutung und wie sie ihren Arbeitsplatz angepasst hat, um Auslöser zu minimieren. Indem sie sich für geräuschunterdrückende Kopfhörer und flexible Arbeitszeiten einsetzt, hat Emily eine produktive Umgebung geschaffen, die ihren sensorischen Bedürfnissen gerecht wird.

2. Soziale Interaktionen und Beziehungen:

- **Jessicas soziale Reise:** Jessica, die als Teenager diagnostiziert wurde, spricht über ihren Weg, soziale Signale zu verstehen und sinnvolle Beziehungen aufzubauen. Durch Versuch und Irrtum lernte Jessica, sich in sozialen Situationen zurechtzufinden, indem sie soziale Verhaltensweisen beobachtete und nachahmte, Feedback von vertrauenswürdigen Freunden einholte und Achtsamkeitstechniken anwendete, um soziale Ängste zu bewältigen.

- **Sophias Familiendynamik:** Sophia, Mutter von zwei Kindern, teilt ihre Erfahrungen mit der Balance zwischen ihren Rollen als Mutter und Autistin. Sie beschreibt die Herausforderungen sensorischer Empfindlichkeiten in einem geschäftigen Haushalt und die Strategien, die sie anwendet, um ein Gefühl der Ruhe zu bewahren, wie zum Beispiel die Schaffung ruhiger Räume und die Verwendung visueller Zeitpläne für Familienaktivitäten.

3. Karriere und Berufsleben:

- **Natalies Karriereweg:** Natalie, eine erfolgreiche Grafikdesignerin, spricht über ihren beruflichen Werdegang und die einzigartigen Stärken, die sie in ihren Beruf einbringt. Sie betont, wie wichtig es ist, einen unterstützenden Arbeitsplatz zu finden, der die Neurodiversität und die Vorkehrungen wertschätzt, die ihr geholfen haben, erfolgreich zu sein, wie klare Kommunikation, strukturierte Aufgaben und Möglichkeiten für Remote-Arbeit.
- **Rachels Unternehmergeist:** Rachel, eine Unternehmerin mit einem florierenden Online-Geschäft, erzählt ihre Geschichte,

wie sie ihre Leidenschaft für das Basteln in ein erfolgreiches Unterfangen verwandelte. Sie spricht über die Herausforderungen bei der Gründung eines Unternehmens, etwa die Verwaltung von Finanzen und Marketing, und über das Erfolgserlebnis, das man bekommt, wenn man sein eigener Chef ist.

4. Bildung und Lernen:

- **Laurens akademischer Erfolg:** Lauren, eine Universitätsprofessorin, erzählt von ihrer Reise durch die Wissenschaft. Als in ihren frühen Zwanzigern Autismus diagnostiziert wurde, sah sich Lauren mit zahlreichen Herausforderungen konfrontiert, darunter Reizüberflutung in überfüllten Hörsälen und Schwierigkeiten bei der Arbeit als Führungskraft. Sie überwand diese Hindernisse durch Vorkehrungen wie längere Prüfungszeiten, den Einsatz unterstützender Technologie und die Betreuung durch verständnisvolle Professoren.
- **Olivias Weiterbildung:** Olivia, die mit 40 wieder zur Schule ging, teilt ihre Erfahrungen mit lebenslangem Lernen. Trotz anfänglicher Zweifel an ihrer Fähigkeit, in einem formalen Bildungsumfeld erfolgreich zu sein, schloss Olivia ein Psychologiestudium ab und fand

Unterstützung durch Behindertendienste, Peer-Learning-Gruppen und personalisierte Lernstrategien.

Herausforderungen meistern und Erfolge erzielen

Persönliche Geschichten über die Bewältigung von Herausforderungen und den Erfolg bieten Inspiration und Hoffnung für andere, die mit ähnlichen Problemen konfrontiert sind. Diese Erzählungen zeigen die Widerstandsfähigkeit, Entschlossenheit und Kreativität autistischer Frauen bei der Bewältigung verschiedener Aspekte des Lebens.

1. Triumph über Widrigkeiten:

- **Megans Gesundheitsreise:** Megan, bei der mehrere gleichzeitig auftretende Erkrankungen diagnostiziert wurden, darunter chronisches Müdigkeitssyndrom und Fibromyalgie, erzählt von ihrem Weg, ihre Gesundheit zu verwalten und gleichzeitig ihre Ziele zu verfolgen. Durch eine Kombination aus medizinischer Behandlung, ganzheitlichen Therapien und Selbstpflegepraktiken hat Megan Wege gefunden, ihre Lebensqualität zu verbessern und ihre beruflichen und persönlichen Ziele zu erreichen.

- **Hannahs Anwaltschaft für psychische Gesundheit:** Hannah, die unter schweren Angstzuständen und Depressionen gelitten hat, spricht über ihren Weg, sich für die psychische Gesundheit einzusetzen. Nachdem Hannah Schwierigkeiten hatte, geeignete Unterstützung zu finden, setzte sie sich für das Bewusstsein für psychische Gesundheit ein und nutzte ihre Plattform, um ihre Geschichte zu teilen, Ressourcen bereitzustellen und mit anderen in Kontakt zu treten, die vor ähnlichen Herausforderungen stehen.

2. Berufliche Leistungen:

- **Sarahs akademische Anerkennung:** Sarah, eine autistische Forscherin, erlangte in ihrem Fachgebiet Anerkennung für ihre bahnbrechende Arbeit zu Neurodiversität und Inklusion. Trotz Skepsis und Voreingenommenheit hielt Sarah durch und erhielt prestigeträchtige Auszeichnungen und Zuschüsse für ihre Beiträge zur Autismusforschung. Ihr Erfolg ist ein Beweis für den Wert vielfältiger Perspektiven in der Wissenschaft.

- **Rebeccas kreative Aktivitäten:** Rebecca, eine autistische Künstlerin und Autorin, hat für ihre Arbeit als Illustratorin und Autorin von Büchern, die die autistische Erfahrung darstellen, Anerkennung gefunden. Ihre kreativen Talente haben ihr nicht nur eine erfüllende Karriere beschert, sondern auch dazu beigetragen, durch Kunst und Geschichtenerzählen das Bewusstsein und das Verständnis für Autismus zu schärfen.

3. Persönliches Wachstum und Entwicklung:

- **Ellas Selbstfindung:** Ella, die Ende 40 diagnostiziert wurde, erzählt von ihrer Reise der Selbstfindung und Akzeptanz. Nachdem ich mich jahrelang anders und missverstanden gefühlt hatte, brachte die Autismus-Diagnose Klarheit und Ermächtigung. Ella nahm ihre Identität an, erkundete neue Interessen und baute eine unterstützende Gemeinschaft auf, die Neurodiversität feiert.

- **Graces spirituelle Reise:** Grace, die in der Spiritualität Trost fand, spricht darüber, wie ihr Glaube ihr geholfen hat, die Herausforderungen des Lebens zu meistern. Durch spirituelle Praktiken, Engagement in der Gemeinschaft und persönliche Reflexion hat Grace ein starkes Gefühl von Zielstrebigkeit und innerem Frieden entwickelt und zeigt damit die Bedeutung ganzheitlichen Wohlbefindens.

Gelernte Lektionen und weise Worte

Die persönlichen Geschichten autistischer Frauen sind reich an gewonnenen Erkenntnissen und weisen Worten, die andere auf ihrer Reise begleiten können. Diese Erkenntnisse bieten praktische Ratschläge, Ermutigung und Inspiration für die Bewältigung der Komplexität des Lebens als autistische Person.

1. Selbstakzeptanz annehmen:
- **Unterschiede verstehen und akzeptieren:** Viele autistische Frauen legen Wert darauf, ihre Unterschiede zu verstehen und zu akzeptieren. Die Akzeptanz der Neurodiversität und die Erkenntnis, dass Andersartigkeit kein Fehler, sondern ein einzigartiger Aspekt ihrer Identität ist, fördert Selbstliebe und Selbstvertrauen.
- **Den Perfektionismus loslassen:** Es ist entscheidend zu lernen, Perfektionismus und unrealistische Erwartungen loszulassen.

Autistische Frauen teilen die Wichtigkeit, sich realistische Ziele zu setzen, kleine Siege zu feiern und bei Rückschlägen freundlich zu sich selbst zu sein.

2. Aufbau eines Support-Netzwerks:

- **Die richtige Unterstützung finden:** Die Identifizierung und der Aufbau eines Unterstützungsnetzwerks ist für das Wohlbefinden von entscheidender Bedeutung. Autistische Frauen betonen, wie wichtig es ist, sich mit verständnisvollen und unterstützenden Personen zu umgeben, darunter Familie, Freunde, Therapeuten und Selbsthilfegruppen.
- **Eintreten für Unterkünfte**: Das Eintreten für notwendige Vorkehrungen in verschiedenen Umgebungen wie Arbeit, Schule und sozialem Umfeld befähigt autistische Frauen, sich zu entfalten. Klare Kommunikations- und Selbstvertretung Fähigkeiten sind wesentliche Instrumente, um sich die Unterstützung zu sichern, die sie benötigen.

3. Navigieren in sozialen Interaktionen:

- **Authentizität in Beziehungen:** In sozialen Interaktionen authentisch und sich selbst treu zu sein, ist ein wiederkehrendes Thema. Autistische Frauen betonen, wie wichtig es ist, Beziehungen zu finden, in denen sie sie selbst sein können, ohne sich zu verhüllen oder so zu tun, als würden sie gesellschaftlichen Normen entsprechen.
- **Grenzen setzen:** Das Setzen und Aufrechterhalten von Grenzen ist entscheidend für das geistige und emotionale Wohlbefinden. Autistische Frauen teilen Strategien, wie sie klare Grenzen setzen und ihre Bedürfnisse effektiv kommunizieren können, um Burnout zu vermeiden und gesunde Beziehungen aufrechtzuerhalten.

4. Leidenschaften und Interessen verfolgen:

- **Leidenschaften folgen:** Das Verfolgen von Leidenschaften und Interessen vermittelt ein Gefühl von Sinn und Erfüllung. Autistische Frauen ermutigen andere, ihre Interessen zu erkunden, sei es im Zusammenhang mit Karrierezielen, Hobbys oder kreativen Aktivitäten, da diese Aktivitäten eine Quelle der Freude und des Selbstausdrucks sein können.

- **Fortlaufendes Lernen:** Lebenslanges Lernen und persönliches Wachstum stehen im Vordergrund. Autistische Frauen setzen sich für eine kontinuierliche Selbstverbesserung ein, bleiben neugierig und suchen nach neuen Möglichkeiten zur Entwicklung und Bereicherung.

5. Belastbarkeit und Anpassungsfähigkeit:

- **Resilienz entwickeln:** Der Aufbau von Resilienz durch Bewältigungsstrategien, Achtsamkeitsübungen und Selbstpflege Routinen hilft autistischen Frauen, Herausforderungen zu meistern. Resilienz bedeutet, sich an Veränderungen anzupassen, aus Erfahrungen zu lernen und angesichts von Widrigkeiten hoffnungsvoll zu bleiben.

- **Anpassungsfähigkeit annehmen:** Anpassungsfähigkeit und Flexibilität in verschiedenen Situationen ermöglichen es autistischen Frauen, unerwartete Veränderungen und Übergänge effektiver zu bewältigen. Die Entwicklung von Anpassungsfähigkeiten wie Problemlösung und Stressbewältigung ist für das Gedeihen in einer dynamischen Welt von entscheidender Bedeutung.

Die persönlichen Geschichten und Erfahrungsberichte erwachsener Frauen mit Autismus bieten tiefgreifende Einblicke in ihre vielfältigen Erfahrungen, Herausforderungen und Erfolge. Diese Erzählungen inspirieren und bilden nicht nur, sondern unterstreichen auch die Widerstandsfähigkeit, Kreativität und Stärke autistischer Frauen. Durch das Teilen ihrer Reisen tragen diese Frauen zu einem besseren Verständnis von Autismus bei, fördern Akzeptanz und Inklusion und befähigen andere, ihre einzigartige Identität anzunehmen. Die aus diesen Geschichten gewonnenen Erkenntnisse und Weisheiten dienen als Leitfaden für die Bewältigung der Komplexität des Lebens und für die Suche nach Erfüllung und Erfolg als autistische Person.

Abschluss

Zusammenfassung der wichtigsten Punkte

Der Weg zum Verständnis von Autismus bei erwachsenen Frauen war eine aufschlussreiche Erkundung ihrer einzigartigen Erfahrungen, Herausforderungen und Stärken. Hier ist eine umfassende Zusammenfassung der wichtigsten Punkte, die in den Kapiteln dieses Buches behandelt werden:

1. Einleitung:
Der Zweck des Buches besteht darin, das Bewusstsein und das Verständnis für Autismus bei erwachsenen Frauen zu schärfen.

Hervorgehoben, wie wichtig es ist, die unterschiedlichen Erfahrungen autistischer Frauen anzuerkennen und Akzeptanz und Unterstützung zu fördern.

2. Autismus-Spektrum-Störung (ASD) verstehen:
Definierte die Autismus-Spektrum-Störung und klärte häufige Missverständnisse und Mythen auf.

Erläuterte die diagnostischen Kriterien und Prozesse und betonte die Herausforderungen einer genauen Diagnose, insbesondere bei Frauen.

3. Geschlechtsunterschiede bei Autismus:

Untersuchte die wichtigsten Unterschiede zwischen Autismus bei Frauen und Männern, einschließlich Präsentation und Diagnose.

Erörtert werden die biologischen, neurologischen und sozialen Faktoren, die zu diesen Unterschieden beitragen.

Hervorgehoben wurde der Einfluss von Sozialisation und Geschlechternormen auf die Erfahrungen autistischer Frauen.

4. Frühe Anzeichen und späte Diagnosen:

Identifizierte frühe Anzeichen von Autismus in der Kindheit und die Schwierigkeiten, diese Anzeichen bei Mädchen zu erkennen.

Behandelt die Herausforderungen und Auswirkungen einer späten Diagnose bei Frauen, einschließlich verpasster Gelegenheiten für Unterstützung und Verständnis.

Gemeinsame persönliche Geschichten und Fallstudien, die die verschiedenen Wege zur Diagnose veranschaulichen.

5. Einzigartige Herausforderungen für erwachsene Frauen mit Autismus:

Erforschte soziale und Kommunikationsschwierigkeiten, sensorische Empfindlichkeiten und psychische Gesundheitsprobleme wie Angstzustände und Depressionen.

Erörterte die Komplexität der Beziehungs- und Familiendynamik für autistische Frauen.

6. Bewältigungsstrategien und Unterstützungssysteme:

Bereitstellung von Strategien zum Aufbau von Resilienz und Selbstakzeptanz.

Gemeinsame effektive Kommunikationstechniken und sensorische Managementstrategien.

Betonte, wie wichtig es ist, auf Unterstützungsnetzwerke zuzugreifen und diese zu nutzen.

7. Karriere und Ausbildung:

Behandelt die Herausforderungen, mit denen autistische Frauen am Arbeitsplatz und im Bildungsumfeld konfrontiert sind.

Bietet Beratung bei der Suche nach dem richtigen Karriereweg und der Nutzung von Bildungschancen.

Diskutiert, wie wichtig es ist, Arbeit, Bildung und Privatleben in Einklang zu bringen.

8. Gesundheit und Wohlbefinden:
Hervorgehobene körperliche Gesundheitsprobleme und Strategien zur Bewältigung von Stress und Burnout.
Betonte die Bedeutung von Routine und Selbstfürsorge.
Besprochene ganzheitliche Ansätze zum Wohlbefinden, einschließlich Achtsamkeit, Bewegung und Ernährung.

9. Interessenvertretung und gemeinschaftliches Engagement:
Ermutigt, sich für das Bewusstsein für Autismus einzusetzen und sich in der Autismus-Gemeinschaft zu engagieren.
Besprochene Einflussnahme auf Politik und sozialen Wandel.
Wir haben inspirierende Geschichten über die Interessenvertretung geteilt, um die Wirkung gemeinsamer Bemühungen zu veranschaulichen.

10. Persönliche Geschichten und Erfahrungsberichte:

Präsentiert reale Erfahrungen von erwachsenen Frauen mit Autismus und beleuchtet ihre Wege, Herausforderungen und Erfolge.

Geteilte Geschichten über die Überwindung von Hindernissen und den Erfolg in verschiedenen Lebensbereichen.

Bietet gewonnene Erkenntnisse und weise Worte autistischer Frauen, um andere zu inspirieren und anzuleiten.

Ermutigung und abschließende Gedanken

Die in diesem Buch geteilten Erzählungen und Erkenntnisse unterstreichen die Widerstandsfähigkeit, Kreativität und Stärke autistischer Frauen. Hier sind einige abschließende Gedanken und ermutigende Worte für die Leser:

1. Neurodiversität annehmen:

Die Akzeptanz der Neurodiversität bedeutet, die einzigartigen Beiträge und Perspektiven autistischer Menschen anzuerkennen und zu schätzen. Feiern Sie Unterschiede als Stärken und fördern Sie eine integrative Gesellschaft, in der sich alle entfalten können.

2. Selbstakzeptanz und Selbstfürsorge:

Selbstakzeptanz ist ein wirksames Instrument für persönliches Wachstum und Wohlbefinden. Akzeptieren Sie, wer Sie sind, und legen Sie Wert auf Selbstfürsorge. Entwickeln Sie Routinen und Praktiken, die Ihre geistige, emotionale und körperliche Gesundheit unterstützen.

3. Suchen Sie Unterstützung und bauen Sie eine Community auf:

Vernetzen Sie sich mit anderen, die ähnliche Erfahrungen verstehen und teilen. Bauen Sie ein Unterstützungsnetzwerk aus Freunden, Familie und Fachleuten auf, die Sie ermutigen und unterstützen. Die Zusammenarbeit mit der Autismus-Gemeinschaft kann ein Gefühl der Zugehörigkeit und Solidarität vermitteln.

4. Setzen Sie sich für sich selbst und andere ein:

Interessenvertretung beginnt damit, dass Sie Ihre Rechte und Bedürfnisse verstehen. Setzen Sie sich für eine bessere Vereinbarkeit von Arbeit, Bildung und Alltag ein. Nutzen Sie Ihre Stimme, um das Bewusstsein zu schärfen, Missverständnisse zu hinterfragen und Akzeptanz und Inklusion zu fördern.

5. Verfolgen Sie Ihre Leidenschaften:
Folgen Sie Ihren Interessen und Leidenschaften. Ob im Beruf, bei Hobbys oder bei kreativen Aktivitäten: Die Teilnahme an Aktivitäten, die Ihnen Freude und Erfüllung bringen, ist für ein erfülltes Leben unerlässlich.

6. Kontinuierliches Lernen und Wachstum:
Lebenslanges Lernen und persönliche Entwicklung sind von entscheidender Bedeutung. Bleiben Sie neugierig, suchen Sie nach neuen Erfahrungen und seien Sie offen für Wachstum. Jeder Schritt, den Sie unternehmen, und sei er noch so klein, trägt zu Ihrer Reise bei.

Der Weg in die Zukunft: Fortsetzung der Reise

Der Weg, autistische Frauen zu verstehen und zu unterstützen, geht weiter. Im weiteren Verlauf finden Sie hier einige wichtige Überlegungen zur Fortsetzung dieser wichtigen Arbeit:

1. Laufende Forschung und Sensibilisierung:

Kontinuierliche Forschung ist unerlässlich, um unser Verständnis von Autismus, insbesondere bei Frauen, zu vertiefen. Unterstützen Sie Studien, die die einzigartigen Erfahrungen und Bedürfnisse autistischer Frauen untersuchen, und nehmen Sie daran teil.

2. Politik und systemischer Wandel:

Setzen Sie sich für Richtlinien und systemische Veränderungen ein, die die Inklusion und Unterstützung autistischer Menschen fördern. Dazu gehört der gleichberechtigte Zugang zu Bildung, Beschäftigung, Gesundheitsversorgung und sozialen Diensten.

3. Inklusive Praktiken:

Fördern Sie integrative Praktiken in allen Lebensbereichen. Dazu gehört die Schaffung sensorischer Umgebungen, die Bereitstellung von Unterkünften sowie die Förderung von Vielfalt und Inklusion an

Arbeitsplätzen, Schulen und Gemeinschaften.

4. Empowerment und Selbstvertretung:

Befähigen Sie autistische Menschen, für sich selbst und andere einzutreten. Stellen Sie Ressourcen, Schulungen und Möglichkeiten für Selbstvertretung und Führungsentwicklung bereit.

5. Gemeinschaftsaufbau und Solidarität:

Bauen Sie die Autismus-Gemeinschaft weiter auf und stärken Sie sie. Unterstützungsnetzwerke, Peer-Gruppen und Gemeinschaftsorganisationen spielen eine entscheidende Rolle bei der Bereitstellung von Unterstützung, dem Austausch von Ressourcen und dem Eintreten für Veränderungen.

6. Erfolg und Widerstandsfähigkeit feiern:

Feiern Sie die Erfolge und die Widerstandsfähigkeit autistischer Frauen. Teilen Sie Geschichten über Erfolge und Ausdauer, um andere zu inspirieren und das Potenzial und die Beiträge autistischer Menschen hervorzuheben.

Abschließende Gedanken

Der Weg zum Verständnis von Autismus bei erwachsenen Frauen ist ein Weg der Empathie, Akzeptanz und Selbstbestimmung. Indem wir Wissen teilen, das Bewusstsein schärfen und uns für Veränderungen einsetzen, können wir eine Welt schaffen, in der autistische Frauen als das, was sie sind, geschätzt, unterstützt und gefeiert werden. Ziel dieses Buches ist es, Licht auf ihre Erfahrungen zu werfen, praktische Anleitungen zu geben und zum Handeln anzuregen. Während wir diesen Weg fortsetzen, wollen wir uns weiterhin dafür einsetzen, eine integrativere und unterstützendere Gesellschaft für alle zu fördern.

Anhänge

Glossar der Begriffe

Das Verständnis der mit Autismus verbundenen Terminologie ist für eine effektive Kommunikation und ein effektives Verständnis von entscheidender Bedeutung. Das Glossar enthält Definitionen wichtiger Begriffe im Zusammenhang mit der Autismus-Spektrum-Störung (ASD).

1. Autismus-Spektrum-Störung (ASD):
   Definition: Eine Entwicklungsstörung, die durch Schwierigkeiten bei der sozialen Interaktion, Kommunikation und sich wiederholenden Verhaltensweisen gekennzeichnet ist. ASD umfasst eine Reihe von Symptomen und Schweregraden.
   Kontext: Der Begriff „Spektrum" spiegelt die große Vielfalt an Herausforderungen und Stärken wider, über die jeder Mensch mit Autismus verfügt.

2. Neurodiversität:
   Definition: Das Konzept, dass neurologische Unterschiede, einschließlich

Autismus, ADHS, Legasthenie und andere, natürliche Variationen des menschlichen Gehirns sind und als solche respektiert werden sollten.

Kontext: Befürworter der Neurodiversität fördern die Akzeptanz und Einbeziehung aller neurologischen Variationen.

3. Sensorische Verarbeitung:

Definition: Die Art und Weise, wie das Nervensystem sensorische Eingaben aus der Umgebung empfängt, organisiert und darauf reagiert.

Kontext: Menschen mit Autismus-Spektrum-Störung erleben oft Unterschiede in der sensorischen Verarbeitung, die zu sensorischen Empfindlichkeiten oder sensorischem Suchtverhalten führen können.

4. Exekutivfunktionen:

Definition: Eine Reihe kognitiver Prozesse, zu denen Arbeitsgedächtnis, flexibles Denken und Selbstkontrolle gehören.

Kontext: Herausforderungen bei der exekutiven Funktion können die Planung, Organisation und Aufgabenerledigung bei

Personen mit Autismus-Spektrum-Störung beeinträchtigen.

5. Abstimmung:

Definition: Selbststimulierendes Verhalten, das häufig sich wiederholende Bewegungen oder Geräusche beinhaltet und der Selbstregulierung und dem Management sensorischer Eingaben dient.

Kontext: Stimming kann autistischen Menschen helfen, mit Ängsten, Aufregung oder Reizüberflutung umzugehen.

6. Maskierung:

Definition: Die Praxis, die eigenen autistischen Merkmale zu verbergen oder zu unterdrücken, um sich an gesellschaftliche Normen anzupassen.

Kontext: Das Maskieren kann anstrengend sein und aufgrund der ständigen Anpassung Bemühungen zu psychischen Problemen führen.

7. Besondere Interessen:

Definition: Intensives und fokussiertes Interesse an bestimmten Themen oder Aktivitäten, die bei Menschen mit ASD häufig vorkommen.

Kontext: Besondere Interessen können eine Quelle der Freude und des Fachwissens sein, aber auch die Aufmerksamkeit eines Einzelnen dominieren.

8. Hochfunktionaler Autismus:

Definition: Ein Begriff, der früher verwendet wurde, um Personen mit ASD zu beschreiben, die über eine durchschnittliche oder überdurchschnittliche Intelligenz und weniger Schwierigkeiten mit Alltagskompetenzen verfügen.

Kontext: Dieser Begriff ist umstritten und wird von vielen in der Autismus-Gemeinschaft nicht bevorzugt, da er die Herausforderungen, denen sich diese Personen gegenübersehen, minimieren kann.

Diagnosetools und Checklisten

Diagnosetools und Checklisten sind unerlässlich, um eine Autismus-Spektrum-Störung zu erkennen und die spezifischen Bedürfnisse autistischer Personen zu verstehen. Diese Ressourcen können von medizinischem Fachpersonal, Einzelpersonen und Familien genutzt werden.

1. Autismus-Diagnostik-Beobachtungsplan (ADOS):

- **Beschreibung**: Ein standardisiertes Diagnosetool, das von Ärzten zur Beurteilung sozialer Interaktion, Kommunikation, Spiel und fantasievoller Verwendung von Materialien verwendet wird.
- **Verwendung**: ADOS wird durch eine Reihe strukturierter und halbstrukturierter Aufgaben durchgeführt, die darauf abzielen, mit Autismus verbundene Verhaltensweisen hervorzurufen.

2. Autism Diagnostic Interview – überarbeitet (ADI-R):

Beschreibung: Ein strukturiertes Interview, das von Ärzten verwendet wird, um umfassende Informationen über die Entwicklungsgeschichte und das aktuelle Verhalten einer Person zu sammeln.

Verwendung: ADI-R wird in der Regel der primären Pflegekraft verabreicht und konzentriert sich auf drei Hauptbereiche: soziale Interaktion, Kommunikation und sich wiederholende Verhaltensweisen.

3. Skala der sozialen Reaktionsfähigkeit (SRS):

Beschreibung: Ein Fragebogen zur Beurteilung der Schwere der mit Autismus verbundenen sozialen Beeinträchtigung.

Verwendung: Der SRS kann von Eltern, Lehrern oder Einzelpersonen selbst ausgefüllt werden und misst soziales Bewusstsein, Kognition, Kommunikation und Motivation.

4. Sensorisches Profil:

Beschreibung: Ein Bewertungstool, das sensorische Verarbeitungsmuster und deren Auswirkungen auf das tägliche Leben identifiziert.

Verwendung: Das sensorische Profil kann helfen zu verstehen, wie sich sensorische Empfindlichkeiten auf Verhalten und Funktion auswirken, und hilft bei der Entwicklung personalisierter sensorischer Strategien.

5. Checklisten für die Funktionsfähigkeit von Führungskräften:

Beschreibung: Werkzeuge zur Beurteilung von Schwierigkeiten bei der exekutiven Funktion, z. B. Planung, Organisation und Zeitmanagement.

Verwendung: Diese Checklisten können von Einzelpersonen, Betreuern oder Fachleuten ausgefüllt werden, um Bereiche zu identifizieren, die Unterstützung und Intervention benötigen.

6. Selbstbewertungstools:

Beschreibung: Fragebögen und Checklisten für Einzelpersonen zur Selbsteinschätzung ihrer autismusbezogenen Merkmale und Verhaltensweisen.

Verwendung: Selbstbewertungstools bieten Einblicke in persönliche Stärken und Herausforderungen und helfen Einzelpersonen, ihre eigenen Erfahrungen zu verstehen und angemessene Unterstützung zu suchen.